CB122696

Anestesiologia em Obstetrícia

Anestesiologia em Obstetrícia

EDITOR
Fernando Souza Nani

saesp

manole
editora

Copyright © Editora Manole Ltda., 2024, por meio de contrato com os autores.

Produção editorial: Marcos Toledo
Projeto gráfico: Departamento de Arte da Editora Manole
Editoração eletrônica: Coletivo Editoriall
Ilustrações: Formato Editorial
Capa: Ricardo Yoshiaki Nitta Rodrigues

CIP-BRASIL. CATALOGAÇÃO NA PUBLICAÇÃO
SINDICATO NACIONAL DOS EDITORES DE LIVROS, RJ

A586
Anestesiologia em obstetrícia / editor Fernando Souza Nani. - 1. ed. - Santana de Parnaíba [SP] : Manole, 2024.
192 p. ; 23 cm. (SAESP ; 2)

Inclui bibliografia
ISBN 9788520465295

1. Anestesia em obstetrícia. 2. Anestesiologia. 3. Parto (Obstetrícia). I. Nani, Fernando Souza. II. Série.

23-86623 CDD: 617.9682
CDU: 616-089.5:618.2

Gabriela Faray Ferreira Lopes - Bibliotecária - CRB-7/6643

Edição – 2024

Todos os direitos reservados.
Nenhuma parte deste livro poderá ser reproduzida, por qualquer processo, sem a permissão expressa dos editores.
É proibida a reprodução por fotocópia.
A Editora Manole é filiada à ABDR – Associação Brasileira de Direitos Reprográficos.

Editora Manole Ltda.
Alameda América, 876
Tamboré – Santana de Parnaíba – SP – Brasil
CEP: 06543315
Fone: (11) 41966000
www.manole.com.br | https://atendimento.manole.com.br/
Impresso no Brasil | *Printed in Brazil*

Dedicatórias

Aos amigos de jornada do Núcleo de Anestesia Obstétrica da SAESP (Fernanda Paes, Gabriela Saba, Luiz Fernando Lima Castro, Thiago de Freitas e Wilson Sombra), que na jornada atual esforçam-se integralmente para o desenvolvimento e renovação desta especialidade desafiadora e gratificante. Estendo esta dedicatória aos nossos familiares que mesmo sem notar, são alicerces e combustível para obras como esta

Fernando Souza Nani

Editor

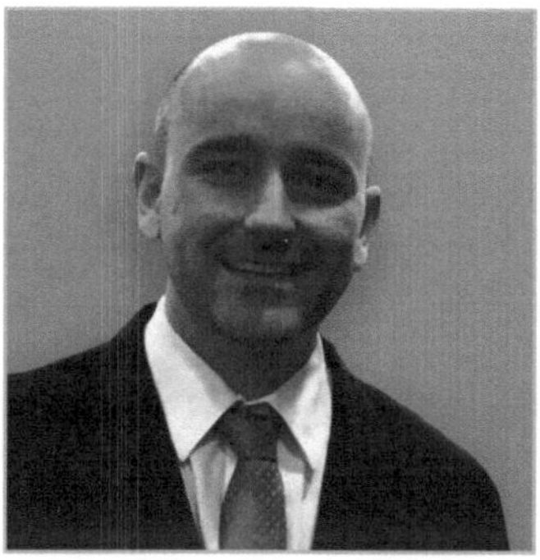

Fernando Souza Nani

Graduado em Medicina pela Escola Paulista de Medicina da Universidade Federal de São Paulo (EPM-Unifesp). Residência Médica pelo Hospital das Clínicas da Faculdade de Medicina da Universidade de São Paulo (HCFMUSP). Anestesiologista do Grupo de Anestesia Materno Infantil (Pro Matre Paulista - Grupo Santa Joana). Supervisor de Anestesia Obstétrica do HCFMUSP. Coordenador Núcleo de Anestesia Obstétrica da Sociedade de Anestesiologia do Estado de São Paulo (Saesp).

Autores

Alexandre Dubeux Dourado

Título Superior de Anestesiologia pela Sociedade Brasileira de Anestesiologia (TSA/SBA). Vice-diretor Científico da Sociedade de Anestesiologia do Estado do Pernambuco (Saepe). Instrutor do centro de simulação da Saepe. Instrutor do Curso de Suporte Avançado de Vida em Anestesiologia (Sava).

Christiano Matsui

Médico pela Faculdade de Ciências Médicas da Santa Casa de São Paulo. Residência Médica em Anestesiologia pelo Centro de Ensino e Treinamento (CET) da Santa Casa de Misericórdia de São Paulo. Anestesiologista do Grupo de Anestesia Materno Infantil (Gami) do Pro Matre Paulista / Grupo Santa Joana. Instrutor do Centro de Treinamento em Vias Aéreas (CTVA).

Cristina Flávia Silva Andrada Batista

Título Superior em Anestesiologia pelo Centro de Ensino e Treinamento do Hospital Universitário de Brasília (CET-HUB). Anestesista na Maternidade Brasília, da Rede DASA.

Daniel Vieira de Queiroz

Título Superior em Anestesiologia. Mestre em Ciências Médicas. Diretor Científico da Sociedade de Anestesiologia do Estado do Rio de Janeiro (Saerj). Chefe do Serviço do Hospital Federal dos Servidores do Estado. Chefe do Serviço de Apoio do Diagnóstico Terapêutico (SADT) do Hospital São Vicente de Paulo – Rio de Janeiro.

Fabio Luis Ferrari Regatieri

Título Superior de Anestesiologia pela Sociedade Brasileira de Anestesiologia (TSA/SBA). Intensivista pela Associação de Medicina Intensiva Brasileira (Amib). Responsável pela Residência Médica em Anestesiologia MEC/SBA IPAR-HGI-Hospital São Camilo Pompéia, São Paulo.

Fernanda Cristina Paes

Título de Especialista em Anestesia (TEA). Anestesista no Hospital e Maternidade Santa Joana. Anestesista no Serviços Médicos de Anestesia (SMA). Instrutora no Centro de Simulação Realística do Grupo Santa Joana.

Fernando Souza Nani

Graduado em Medicina pela Escola Paulista de Medicina da Universidade Federal de São Paulo (EPM-Unifesp). Residência Médica pelo Hospital das Clínicas da Faculdade de Medicina da Universidade de São Paulo (HCFMUSP). Anestesiologista do Grupo de Anestesia Materno Infantil (Pro Matre Paulista - Grupo Santa Joana). Supervisor de Anestesia Obstétrica do HCFMUSP. Coordenador Núcleo de Anestesia Obstétrica da Sociedade de Anestesiologia do Estado de São Paulo (Saesp).

Gabriela Tognini Saba

Médica Anestesiologista do Hospital das Clínicas da Faculdade de Medicina da Universidade de São Paulo (HCFMUSP), da Pro Matre Paulista e do Grupo Fleury. Doutoranda pela FMUSP.

Gustavo Felloni Tsuha

Título Superior de Anestesiologia pela Sociedade Brasileira de Anestesiologia (TSA/SBA). European Diploma in Anaesthesiology and Intensive Care Examination pela European Society of Anaesthesiology and Intensive Care (EDAIC/ESAIC). Anestesista no SAARA Anestesia e Analgesia. Instrutor corresponsável pelo Centro de Ensino e Treinamento (CET) da Santa Casa de Misericórdia de Ribeirão Preto.

Larissa Goveia Moreira

Título Superior em Anestesiologia (TSA) pela Sociedade Brasileira de Anestesiologia (SBA). Instrutora corresponsável do Centro de Ensino e Treinamento (CET) do Hospital De Base do Distrito Federal. Diretora Científica da Sociedade de Anestesiologia do Distrito Federal. Membro do Comitê de Obstetrícia da SBA.

Livio Augusto Andrade Vilela Dias

Infectologista pelo Instituto de Infectologia Emílio Ribas. Médico Coordenador do Controle de Infecção da Maternidade Pro Matre Paulista. MBA em Gestão e Controle de Infecção.

Luis Fernando Lima Castro

Anestesiologista do Hospital das Clínicas da Faculdade de Medicina da Universidade de São Paulo (HCFMUSP) e da Pro Matre Paulista. Membro do Núcleo de Anestesia em Obstetrícia da Sociedade de Anestesiologia do Estado de São Paulo (Saesp). Corresponsável pelo Centro de Ensino e Treinamento da Sociedade Brasileira de Anestesiologia (CET-SBA) Integrado de Campinas.

Olympio de Hollanda Chacon Neto

Título Superior de Anestesiologia pela Sociedade Brasileira de Anestesiologia (TSA/SBA). Área de Atuação em Dor pela Associação Médica Brasileira e Sociedade Brasileira de Anestesiologia (AMB/SBA). Coordenador do Núcleo de Dor e Cuidados Paliativos da Sociedade de Anestesiologia do Estado de São Paulo (Saesp). Membro do Comitê Científico da Sociedade de Anestesiologia Regional Latino Americana (LASRA). Anestesiologista do Grupo de Anestesiologia Maternoinfantil (Gami) da Pro Matre Paulista. Certified Interventional Pain Sonologist (Cips). Fellow Interventional Pain Practice (FIPP).

Silvio Tacla Alves Barbosa

Médico Anestesiologista com Título de Especialista em Anestesiologia (TEA) pela Faculdade de Medicina da Universidade de São Paulo (FMUSP). Mestrado Profissional em Inovação Tecnológica e Processos Assistenciais Perioperatórios pela FMUSP. Master in Business Administration (MBA) pela Fundação Getúlio Vargas (FGV) em Administração Hospitalar e Sistemas de Saúde. Médico assistente do Time de Resposta Rápida do Hospital das Clínicas (HC) da FMUSP

Thiago de Freitas Gomes

Corresponsável pelo Centro de Ensino e Treinamento (CET) da Clínica de Anestesia Ribeirão Preto (CARP). Membro do Comitê de Anestesia Venosa da Sociedade Brasileira de Anestesiologia (SBA). Membro do Núcleo de Anestesia da Sociedade de Anestesiologia do Estado de São Paulo (Saesp).

Tiago Pedromonico Arrym

Médico Assistente da Clínica Obstétrica do Hospital das Clínicas da Faculdade de Medicina da Universidade de São Paulo (HCFMUSP).

Vanessa Henriques Carvalho

Anestesiologista com Título Superior em Anestesiologia pela Sociedade Brasileira de Anestesiologia (TSA-SBA). Mestrado e Doutorado pela Faculdade de Ciências Médicas da Universidade Estadual de Campinas (FCM-Unicamp). Diplomada pela European Society of Anaesthesiology and Intensive Care (Desaic). Docente do Departamento de Anestesiologia FCM-Unicamp. Corresponsável pelo Centro de Ensino e Treinamento (CET) da Unicamp.

Vinicius Caldeira Quintão

Título Superior em Anestesiologia (TSA) pela Sociedade Brasileira de Anestesiologia (SBA). Corresponsável pela Residência Médica em Anestesiologia da Disciplina de Anestesiologia da Faculdade de Medicina da Universidade de São Paulo (FMUSP). Master of Business Administration pela Fundação Getúlio Vargas (FGV) e Doutor em Anestesiologia pela FMUSP.

Wilson Gonçalves Sombra

Instrutor do Centro de Ensino e Treinamento (CET) Integrado Campinas. Título Superior em Anestesiologia (TSA). European Diploma in Anaesthesiology and Intensive Care Examination. Membro do Comitê de Anestesiologia Obstétrica da Sociedade Brasileira de Anestesiologia (SBA).

Apresentação

Este livro apresenta como alicerces fundamentais a simplicidade, a objetividade e a fundamentação de condutas, com o foco em permitir que o anestesiologista possa ter fonte confiável de leitura nos momentos de decisão nas situações mais frequentes relacionadas à anestesia obstétrica. Este livro é para a sub especialidade, parte de um ciclo de atualização necessário para a busca da diminuição de complicações e otimização do atendimento da gestante centrado na paciente.

Todos os capítulos contam com a tutela de anestesiologistas especializados na área da anestesia obstétrica, e que atuam na prática da especialidade intensamente; bem como nas atividades acadêmicas, de pesquisa e de atualização profissional nas sociedades regionais, brasileira e internacionais.

Espera-se que com esta importante iniciativa da SAESP, possamos sustentar e fortalecer os anestesiologistas para praticar o papel de protagonismo na anestesia obstétrica que é tanto desejável quanto cabido, diante da crescente complexidade do manejo obstétrico atual.

Fernando Souza Nani

Prefácio

A anestesia obstétrica é subespecialidade em constante evolução. Exige dos médicos anestesiologistas atualização constante para a sedimentação de conhecimentos e atualização de práticas, assegurando qualidade de atendimento e melhores desfechos operatórios nas gestantes e recém-nascidos.

O Núcleo de Anestesia Obstétrica da Sociedade de Anestesiologia do Estado de São Paulo, sob a liderança de renomados profissionais, elegeu um *dream team* para a autoria deste volume da Série SAESP – Anestesiologia Obstétrica.

Esta obra discorre sobre os principais temas em anestesia obstétrica normal e de alto risco, aborda as maiores dúvidas dos profissionais que atuam diariamente na especialidade, e ainda, e as melhores e mais avançadas técnicas em anestesia. De leitura acessível e prática, facilita o entendimento e a interpretação das práticas e técnicas descritas.

Com a experiência dos autores, alcançamos um resultado notável: um livro abrangente, organizado, claro e prático, adequado tanto para situações comuns como para aquelas específicas que enfrentamos como anestesiologistas.

O material de educação continuada contido no livro pode contribuir para melhorar a prática de anestesia obstétrica em nosso meio e para diminuir os índices de mortalidade materna.

Parabenizo a Sociedade de Anestesiologia do Estado de São Paulo e aos integrantes no Núcleo de Anestesia Obstétrica pela produção desta obra de excelência.

Profa. Dra. Maria José Carvalho Carmona
Presidente da Sociedade de Anestesiologia do Estado de São Paulo (Saesp) – Gestão 2022-2024. Professora Associada da Disciplina de Anestesiologia do Departamento de Cirurgia da Faculdade de Medicina da Universidade de São Paulo (FMUSP). Diretora da Divisão de Anestesia do Hospital das Clínicas da Faculdade de Medicina da Universidade de São Paulo (HCFMUSP).

Sumário

1

Anestesia nas síndromes hipertensivas gestacionais

Luis Fernando Lima Castro
Wilson Gonçalves Sombra

DESTAQUE DO TEMA

1. A pré-eclâmpsia é uma condição grave que afeta mulheres grávidas, caracterizada por hipertensão arterial, proteinúria e disfunção de vários órgãos.
2. A hipertensão gestacional, a hipertensão crônica, a pré-eclâmpsia e a hipertensão crônica com pré-eclâmpsia são categorias das desordens hipertensivas da gestação.
3. A pré-eclâmpsia é associada a complicações graves, como danos ao sistema nervoso, pulmões, coração, sangue, fígado e rins, bem como risco para o feto.
4. Fatores de risco incluem idade materna avançada, história familiar de pré-eclâmpsia, obesidade, hipertensão crônica, diabetes e outras condições médicas.
5. O tratamento da pré-eclâmpsia envolve controle da pressão arterial, profilaxia contra convulsões, avaliação da coagulação, administração de líquidos e decisão sobre o parto, com monitoramento constante da mãe e do feto.

INTRODUÇÃO

A cada minuto morre no mundo uma mulher em virtude de complicações da gestação e do parto. Ao fim de um ano, somam-se 529.000 mortes, a maioria das quais ocorre em países em desenvolvimento e poderia ser evitada[1,2].

Dentre os países em desenvolvimento, como na América Latina e no Caribe, as desordens hipertensivas da gestação são a principal causa de óbito materno[3].

No Brasil, a morte materna configura-se como um problema de saúde pública. Dados do Ministério da Saúde do ano de 2018 apontam 8.186 óbitos maternos de causa direta atribuídos à hipertensão gestacional[4].

CLASSIFICAÇÃO DAS DESORDENS HIPERTENSIVAS DA GESTAÇÃO

Para o consenso do National High Blood Pressure Education Program[5] (NHBPEP, Programa Nacional de Educação sobre a Pressão Arterial Alta), as diferentes classificações da hipertensão arterial na gestação são:

- **Hipertensão gestacional:** é a causa mais frequente de hipertensão arterial durante a gestação. Ocorre a partir de 20 semanas de gravidez, sem proteinúria, e pode se prolongar até 12 semanas do período pós-parto. A hipertensão gestacional, quando grave, pode levar a efeitos sistêmicos que se assemelham à pré-eclâmpsia, podendo ocorrer em 1/4 dos casos.
- **Hipertensão crônica:** gestante portadora de hipertensão arterial sistêmica (HAS) crônica, com níveis pressóricos de 140 × 90 mmHg, e fazendo uso de medicações anti-hipertensivas. Seus níveis pressóricos continuam elevados, mesmo após o parto, e aproximadamente 1/4 a 1/5 dessas gestantes podem desenvolver pré-eclâmpsia. A hipertensão arterial crônica é um fator de risco para o binômio materno-fetal, podendo levar a descolamento prematuro de placenta, coagulação intravascular disseminada, acidente vascular cerebral (AVC) do tipo hemorrágico, insuficiência renal aguda e insuficiência hepática.
- **Pré-eclâmpsia:** quadro de HAS aguda seguido de proteinúria, ocorre em 5% a 8% das gestações e após a 20ª semana. A gestante apresenta dor epigástrica, cefaleia, restrição de crescimento fetal, trombocitopenia e elevação de enzimas hepáticas, caracterizando a síndrome HELLP e podendo evoluir para convulsões tônico-clônicas, caracterizando a eclâmpsia.
- **Hipertensão crônica com pré-eclâmpsia superajuntada:** constitui a forma mais grave das desordens hipertensivas da gestação. Pode ocorrer em gestantes portadoras de HAS crônica que apresentam elevação súbita dos níveis pressóricos acompanhada de proteinúria e manifestações clínicas da pré-eclâmpsia. Há um aumento considerável da morbidade do binômio materno-fetal em relação à pré-eclâmpsia.

FISIOPATOLOGIA DA PRÉ-ECLÂMPSIA

A pré-eclâmpsia é uma doença que se caracteriza por elevação da pressão arterial (PA) a partir da 20ª semana de gestação, acompanhada de proteinúria e do envolvimento de vários sistemas do organismo. Uma combinação de fatores determina o defeito na invasão trofoblástica das artérias espiraladas uterinas, levando à diminuição da perfusão uteroplacentária e, consequentemente, a isquemia e hipóxia da placenta no decorrer da gestação[6]. Essa isquemia é responsável pela liberação de citocinas pró-inflamatórias que, por sua vez, irão determinar disfunção endotelial, com aumento da resistência vascular. A pré-eclâmpsia compromete todos os órgãos e sistemas do organismo materno, com maior intensidade em relação aos sistemas vascular, hepático, renal e cerebral. A lesão endotelial também pode produzir pro-coagulantes e aumentar a permeabilidade capilar[7].

A hipóxia placentária eleva a produção de radicais livres que acarretam lesão endotelial, que, por sua vez, desencadeia ativação plaquetária e liberação de tromboxano, uma prostaglandina vasoativa e agregante plaquetária. Essa isquemia aumenta a produção de peróxidos lipídicos, que inibem a síntese de prostaciclina, potente vasodilatador. Durante a pré-eclâmpsia, a síntese de óxido nítrico fica diminuída[8].

A eclâmpsia é definida como uma crise convulsiva tônico-clônica, que pode acometer gestantes ou puérperas, sendo precedida, geralmente, de agravamento do quadro hipertensivo e de sintomas próprios da iminência de eclâmpsia[6]. A causa exata das convulsões é desconhecida; acredita-se que seja por conta de vasoespasmo cerebral com isquemia local, encefalopatia hipertensiva, edema vasogênico e lesão endotelial[6].

DIAGNÓSTICO CLÍNICO DA PRÉ-ECLÂMPSIA

O diagnóstico clínico da pré-eclâmpsia consiste na elevação da PA acima de 140 × 90 mmHg em duas medidas com intervalo de duas horas ou uma medida acima de 160 × 110 mmHg, em idade gestacional acima de 20 semanas. Há presença de proteinúria (300 mg nas 24 h) ou relação proteína/creatinina acima de 0,3.

DIAGNÓSTICO LABORATORIAL DA PRÉ-ECLÂMPSIA

Em relação à hemoglobina e ao hematócrito, ocorre hemoconcentração, sendo esse um indicador de severidade. Os valores são diminuídos se houver hemólise. Quanto à contagem de plaquetas, a trombocitopenia sugere pré-eclâmpsia grave.

A presença de proteinúria distingue a pré-eclâmpsia da hipertensão gestacional. O nível sérico crescente de creatinina sugere pré-eclâmpsia grave, especialmente na presença de oligúria.

Os níveis séricos elevados de aminotransferase apontam pré-eclâmpsia grave, com comprometimento hepático.

Principais fatores de risco

- **Fatores demográficos:** a idade materna avançada constitui um fator de risco para o surgimento da pré-eclâmpsia. Mulheres com 40 anos ou mais têm risco duas vezes maior em comparação com mulheres entre 20 e 30 anos de idade[9]. As mulheres negras constituem um grupo de alto risco, com aumento das taxas de hipertensão crônica, obesidade e pré-eclâmpsia[10].
- **Fatores genéticos:** gestantes com história familiar de pré-eclâmpsia são aproximadamente duas vezes mais propensas a desenvolver o transtorno[11]. Já mulheres com história de pré-eclâmpsia em uma gestação anterior estão em maior risco de pré-eclâmpsia em uma gravidez subsequente, em especial se a pré-eclâmpsia foi de início precoce na gravidez anterior[12].
- **Condições obstétricas e médicas:** a obesidade é um importante fator de risco para pré-eclâmpsia e aumenta com a elevação do índice de massa corporal[13]. A obesidade está relacionada à resistência à insulina, outro fator de risco para a pré-eclâmpsia[14]. Mulheres com hipertensão crônica têm risco maior de desenvolver pré-eclâmpsia[5], assim como portadoras de diabetes melito[14].

A síndrome metabólica, caracterizada por hiperglicemia, resistência à insulina e hipertensão arterial, também aumenta o risco de pré-eclâmpsia[15].

Condições médicas maternas que são igualmente fatores de risco incluem doença renal crônica[16], síndrome do anticorpo antifosfolipídico[17] e lúpus eritematoso sistêmico[18].

O desenvolvimento da reprodução assistida aumentou o número de gestações múltiplas, o que resulta em sobrecarga hemodinâmica e metabólica, e representa efetivamente fator de risco para pré-eclâmpsia[18].

PROFILAXIA DA PRÉ-ECLÂMPSIA

- **Aspirina em baixa dosagem:** tem sido proposta na profilaxia da pré-eclâmpsia, baseando-se no aumento do tromboxano em relação à prostaciclina. A aspirina inibe a síntese de prostaglandinas através da acetilação e da inativação da ciclo-oxigenase[19]. O American College of Obstetricians and Gynecologists (ACOG, Colégio Americano de Ginecologia e Obstetrícia) recomenda baixa dose diária (100 mg) com início no final do primeiro trimestre da gestação[20].
- **Suplementação com cálcio:** a ingestão dietética de cálcio está inversamente relacionada com a incidência de pré-eclâmpsia[21]. Uma revisão sistemática de 2010 mostrou que a suplementação diária de 2 g de cálcio reduziu o risco de pré-eclâmpsia em 50%[22].

- O ACOG não recomenda a suplementação de cálcio em mulheres com ingestão dietética normal[20].
- **Suplementação com antioxidantes:** tem sido investigada, por conta do importante papel que o estresse oxidativo desempenha na pré-eclâmpsia. Em estudos clínicos randomizados, a suplementação de 1 g de vitamina C e 400 UI de vitamina E não reduziu a incidência de pré-eclâmpsia em multíparas saudáveis[23] ou em mulheres com risco aumentado de pré-eclâmpsia[24]. O ACOG não recomenda a suplementação com antioxidantes na profilaxia da pré-eclâmpsia[20].

MANIFESTAÇÕES CLÍNICAS DA PRÉ-ECLÂMPSIA

- **Sistema nervoso central:** o aumento da permeabilidade capilar associado à perda da autorregulação vascular cerebral e o barotrauma vascular levam ao aparecimento de cefaleia intensa acompanhada de escotomas, visão borrada, amaurose, edema cerebral, evoluindo para convulsões tônico-clônicas e coma[25].
- **Vias aéreas:** o diâmetro interno da traqueia está reduzido por conta do ingurgitamento capilar da mucosa, associado ao edema faringolaríngeo e subglótico, dificultando o acesso às vias aéreas, o que pode até causar obstrução[26].
- **Pulmões:** o edema pulmonar é uma complicação grave, que ocorre em 3% dos casos. A pressão coloidosmótica está bastante diminuída na pré-eclâmpsia, sobreposta à hipertensão crônica ou doença renal e entre aquelas cuja pré-eclâmpsia leva à oligúria[27]. O excesso de líquido endovenoso é um importante fator de risco para o edema pulmonar nas gestantes com pré-eclâmpsia[28].
- **Cardiovascular:** o aumento do tônus vascular e da sensibilidade a influências vasoconstritoras resulta em manifestações clínicas de hipertensão arterial, vasoespasmo e isquemia do órgão final[29]. A pré-eclâmpsia é caracterizada por vasoespasmo intenso e respostas hemodinâmicas exageradas às catecolaminas circulantes[30]. A pré-eclâmpsia grave é, geralmente, um estado hiperdinâmico e pode causar miocardiopatia, por conta do aumento da fração de ejeção ventricular associada ao aumento da resistência vascular sistêmica e da disfunção diastólica[31].
- **Hematológico:** a anormalidade mais comum na pré-eclâmpsia é a trombocitopenia. Contagem de plaquetas inferior a 100.000/mm^3 e hemólise ocorrem nos quadros mais graves ou na síndrome HELLP[32]. Acredita-se que a degranulação das plaquetas seja responsável pelo decréscimo na função plaquetária e na agregação, responsável pela diminuição de sua contagem[33]. A coagulação intravascular disseminada ocorre quando há comprometimento grave do fí-

gado, óbito fetal intrauterino, descolamento prematuro de placenta ou hemorragia pós-parto[34].

- **Hepático:** manifestações hepáticas incluem dor na região epigástrica, necrose hepatocelular com deposição de fibrina, hemorragia periportal e subcapsular e ruptura hepática[35]. Há também elevação dos níveis das enzimas hepáticas (aspartato aminotransferase [AST] e alanina aminotransferase [ALT]) na síndrome HELLP[32].
- **Renal:** as manifestações renais incluem diminuição significativa da taxa de filtração glomerular, lesão renal histológica como endoteliose capsular glomerular, proteinúria, hiperuricemia e, em estado mais avançado da doença, oligúria e insuficiência renal aguda[36].
- **Perfusão uteroplacentária:** pode estar prejudicada pelo aumento da resistência no leito uteroplacentário, podendo levar à restrição de crescimento fetal[37].

TRATAMENTO DA PRÉ-ECLÂMPSIA

A gestante com pré-eclâmpsia é abordada por uma equipe multidisciplinar, incluindo obstetras, anestesiologistas, neonatologistas, intensivistas, enfermeiros e enfermeiras, técnicos de laboratório e banco de sangue, com total interação e seguindo protocolos para um desfecho satisfatório. Deve-se visar à integridade materna e não realizar qualquer procedimento com a gestante instável[38].

Os principais objetivos do tratamento consistem no controle da PA, profilaxia/controle das crises convulsivas e atenção ao aparecimento da síndrome HELLP[38].

Controle da pressão arterial

Tem como principal objetivo prevenir a hemorragia intracraniana, sem que haja alteração no fluxo sanguíneo uteroplacentário e na perfusão renal materna[39].

A hidralazina, um vasodilatador arteriolar, é o agente mais comumente empregado no controle da PA. Apresenta início de ação lento e causa taquicardia reflexa materna, havendo até a necessidade de uso de betabloqueador para seu controle. A hidralazina pode causar hipotensão arterial materna com hipoperfusão uteroplacentária, por conta de o volume intravascular materno estar reduzido. Também são efeitos colaterais cefaleia, tremores e vômitos[39].

O labetalol, um betabloqueador que também tem propriedade alfa-bloqueadora, é o fármaco de segunda escolha no controle da PA na pré-eclâmpsia. Ele causa redução da resistência vascular sistêmica e da PA, sem elevar a frequência cardíaca (FC). É preciso atenção a seu uso em gestantes asmáticas e com comprometimento da função miocárdica[7].

A nifedipina e os demais bloqueadores do canal de cálcio são potentes relaxantes da musculatura lisa vascular e agem rapidamente, reduzindo a resistência vascular sistêmica e a PA. Nas gestantes que estão fazendo uso de sulfato de magnésio, pode haver hipotensão arterial grave com consequente sofrimento fetal[7].

O nitroprussiato de sódio, empregado como "medicação de resgate", é um potente vasodilatador arterial que pode desencadear taquicardia reflexa materna. Na pré-eclâmpsia grave, desencadeia hipotensão arterial intensa e bradicardia, mesmo em baixas doses. Essa terapêutica requer rigorosa monitorização da PA materna, e seu uso prolongado pode causar intoxicação pelo cianeto no binômio materno-fetal[40].

Esses são os fármacos mais utilizados em nosso meio. Porém, o ACOG recomenda o uso dos agentes que podem ser vistos na Tabela 1.

Tabela 1 Agentes recomendados pelo ACOG para o controle da pressão arterial[40].

Fármaco	Início de ação	Dose
Labetalol	5-10 min	Inicial: 20 mg, depois: 40-80 mg a cada 10 min (máximo de 220 mg)
Hidralazina	10-20 min	5 mg a cada 20 min (máximo de 20 mg)
Nifedipino	10-20 min	10 mg, a cada 20 min (máximo de 50 mg)
Nicardipina	10-15 min	BIC: 5 mg/h, aumentar 2,5 mg/h a cada 5 min (máximo de 15 mg/h)
Nitroprussiato de sódio	0,5-1 min	0,25-5 mcg/kg/min
Esmolol	2-10 min	0,5 mg/kg em 1 min, seguido de 0,05-0,1 mg/kg/min

Profilaxia das convulsões

O sulfato de magnésio é o agente de primeira escolha na profilaxia e no tratamento das crises convulsivas, além de reduzir a ocorrência de descolamento prematuro da placenta e, consequentemente, de morte[41]. O sulfato de magnésio tem ação multifatorial, e seus efeitos vasculares consistem em antagonizar o cálcio intravascular, promovendo vasodilatação e também liberação de óxido nítrico e inibindo o tromboxano, consequentemente diminuindo a agregação plaquetária. Seus efeitos anticonvulsivantes se dão através de sua ação nos receptores N-metil D-aspartato, inibindo o glutamato, que é um neurotransmissor excitatório. Por fim, há efeitos protetores na barreira hematoencefálica, o que aumenta a permeabilidade vascular, diminuindo, dessa forma, o edema cerebral[42].

A administração dele consiste em uma dose de ataque de 4 g por via venosa, administrada em 20 min, seguida da infusão contínua de 1 g/h. Gestantes devem estar com monitorização hemodinâmica, controle de diurese, frequência respiratória (FR) e nível de consciência, além de avaliação de reflexos patelares. É preciso também deixar sempre à mão gluconato de cálcio, caso haja sinais de intoxicação, como sensação de calor ou rubor, náuseas/vômitos, fraqueza muscular, hipotensão arterial, tonturas, sonolência/confusão mental e dor de cabeça[43].

AVALIAÇÃO DA COAGULAÇÃO

A contagem de plaquetas consiste em adotar um marcador para alterações da coagulação[44]. A trombocitopenia e a coagulopatia normalmente contraindicam as anestesias neuroaxiais. O tromboelastograma (TEG) é o exame mais adequado para avaliar as etapas da coagulação e fibrinólise. Estudos empregando o TEG têm mostrado hipocoagulabilidade quando o número de plaquetas é inferior a 100.000/mm^3. Deve-se ressaltar a importância da avaliação de cada caso, individualmente, quando a contagem de plaquetas está entre 75.000/mm^3 e 100.000/mm^3[45]. O emprego de corticosteroides tem melhorado transitoriamente a plaquetopenia, favorecendo, dessa forma, técnicas de anestesia neuroaxial[46].

ADMINISTRAÇÃO INTRAVENOSA DE LÍQUIDOS

A administração intravenosa de líquidos tem como objetivo manter o volume intravascular adequado para perfundir órgãos vitais, manter débito urinário e evitar hipotensão arterial no início da anestesia neuroaxial. Os coloides auxiliam na manutenção da pressão coloidosmótica, porém existe o risco de elevação excessiva da pressão venosa central (PVC), causando edema pulmonar, e os cristaloides podem exacerbar o edema já existente[39].

Não há um consenso sobre qual volume ideal de líquido deve ser administrado nessas pacientes. Infusões rápidas de 250 a 500 mL de cristaloides podem ser administradas em pacientes oligúricas[39].

A monitorização invasiva raramente é necessária, ficando restrita à oligúria que não responde ao volume, ao edema pulmonar, à instabilidade hemodinâmica não responsiva a vasodilatadores e aos agentes inotrópicos e doenças coexistentes significativas, como as cardiopatias congênitas[39]. O controle do débito urinário é extremamente útil nas pacientes com baixo volume plasmático.

DECISÃO SOBRE O PARTO

O parto é o tratamento definitivo da pré-eclâmpsia. O parto imediato é indicado apenas em situações extremas, como hipertensão grave e persistente por mais de 24 h, plaquetopenia progressiva ou coagulação intravascular disseminada (CIVD), disfunção hepática, sofrimento fetal agudo ou síndrome HELLP[7].

A prematuridade é o principal fator de morbimortalidade neonatal; portanto, sempre que possível, deve-se prolongar a gestação por, no mínimo, 48 h com a finalidade de serem administrados corticosteroides para acelerar a maturidade pulmonar do feto. O parto só deve ocorrer após a estabilização hemodinâmica materna, e é preciso considerar o tratamento do recém-nascido com surfactante[47].

A restrição de crescimento fetal é a segunda causa de morbimortalidade neonatal, em consequência de hipóxia, broncoaspiração de mecônio, hipoglicemia, hipocalcemia, policitemia, hipotermia, hemorragia pulmonar e atraso no desenvolvimento neuropsicomotor[47].

ANESTESIA NA PRÉ-ECLÂMPSIA

A redução da morbimortalidade relacionada à anestesia está diretamente ligada ao conhecimento do caso e ao tempo suficiente para uma avaliação pré-anestésica adequada.

Observam-se os sintomas apresentados, incluindo verificação de PA, sinais de edema pulmonar, vias aéreas, débito urinário, nível de consciência, avaliação laboratorial como coagulograma, contagem de plaquetas, grau de proteinúria e creatinina plasmática para estabelecer presença de disfunção renal e transaminases, em relação à função hepática. A avaliação fetal é realizada através da cardiotocografia e perfil biofísico fetal[48].

Nos casos de pré-eclâmpsia leve, a gestante pode prosseguir com o trabalho de parto. Estando a coagulação normal, as analgesias neuroaxiais ficam bem indicadas, precocemente, com a finalidade de diminuir a resposta ao estresse, o que facilita, dessa forma, o controle hemodinâmico e melhora a perfusão placentária. O controle da dor evita hiperventilação materna com elevação da PaO_2, o que diminui a perfusão placentária e melhora o fluxo sanguíneo uterino. A anestesia peridural contínua e a técnica combinada raque-peridural contínua são as mais utilizadas na analgesia para o parto normal por permitirem a administração de doses fracionadas da solução anestésica[49]. Havendo contraindicação à realização de anestesias neuroaxiais, como alterações no coagulograma, instabilidade hemodinâmica ou nível de consciência alterado, a analgesia de parto pode ser feita por via sistêmica, através da administração de remifentanil[50] em infusão contínua ou por via inalatória, através do óxido nitroso[51].

A cesariana geralmente é indicada quando há piora da vitalidade fetal ou agravamento do quadro materno. A técnica mais recomendada, desde que não haja contraindicação absoluta, é a raquianestesia[49]. Gestantes com eclâmpsia também podem receber anestesia neuroaxial, desde que as convulsões estejam controladas e essas gestantes não estejam em coma[52]. A anestesia geral para cesariana deve ser indicada para pacientes muito graves ou que apresentam coagulopatia que contraindica a anestesia neuroaxial. Deve-se realizar a profilaxia da broncoaspiração pulmonar com um fármaco procinético (metoclopramida) associado a um inibidor dos receptores H_2 de histamina 30 min antes do início do procedimento. Deve-se posicionar a paciente adequadamente na mesa cirúrgica (posição olfativa) para um melhor acesso às vias aéreas, lembrando sempre que o escore de Mallampati piora progressivamente com a evolução da gestação. Escolher material adequado para a intubação orotraqueal, como videolaringoscópio[53] ou laringoscópio articulado, sondas traqueais finas, dispositivos supraglóticos como máscara laríngea[54] ou *fast-track*, *bougie* e até broncofibroscópio, em uma eventual necessidade de ser realizada intubação com a paciente acordada. A intubação orotraqueal deve ser precedida de pré-oxigenação sob máscara facial com oxigênio a 100%, com indução em sequência rápida. O emprego de opioides no momento da indução da anestesia é fundamental, não só para prevenir o despertar intraoperatório, como também para atenuar a resposta pressórica às manobras de intubação traqueal. A extubação traqueal deve ser conduzida com a paciente desperta e responsiva. Quanto à analgesia pós-operatória, recomenda-se o emprego de analgésico de ação central (morfina), logo após o clampeamento do cordão umbilical, associado a analgésico de ação periférica e anti-inflamatório. O bloqueio do plano transverso abdominal bilateral guiado por ultrassom tem conquistado cada vez mais espaço na analgesia multimodal pós-operatória[55].

CUIDADOS PÓS-OPERATÓRIOS

As pacientes devem ser mantidas com infusão de sulfato de magnésio por 24 h, controle da PA com nifedipina por via oral, controle da contagem de plaquetas, função hepática e função renal até a alta hospitalar, com manutenção de anti-hipertensivos na alta hospitalar, em até seis semanas após o parto[56].

REFERÊNCIAS

1. Martins AL. Mortalidade materna de mulheres negras no Brasil. Cad. Saúde Pública. 2006;2(11):2.473-9.
2. Brown MA, Lindheimer MD, de Swiet M, et al. The classification and diagnosis of the hypertensive disorders of pregnancy: Statement from The International Society for the Study of Hypertention in Pregnancy (ISSHP). Hypertens Pregnancy. 2001;20:IX-XIV.

3. Say L, Chou D, Gemmill A, et al. Global causes of maternal death: A WHO systematic analysis. Trends in Maternal Mortality 1990 to 2013.
4. Óbitos maternos de causas diretas em 2018. Portal do Ministério da Saúde. 2019 [Internet] [cited 2023 Jul 20]. Available from: www.saude.gov.br.
5. Report of the National High Blood Pressure Education Program Working Group on high blood pressure im pregnancy. Am J Obstet Gynecol. 2000;183:S1-22.
6. Peraçoli JC, Parpinelli MA. Síndromes hipertensivas da gestação: identificação de casos graves. Rev Bras Ginecol Obstet. 2005;27(10):627-34.
7. Ganem EM, Castiglia YMM. Anestesia na pré-eclâmpsia. Rev Bras Anestesiol. 2002;52:481-97.
8. Roberts JM, Pearson G, Cutler J, et al. Summary of the NHLBI Working Group on research on hypertension during pregnancy. Hypertension. 2003;41:437-45.
9. de Vienne CM, Creveuil C, Dreyfus M. Does young maternal age increase the risk of adverse obstetric, fetal and neonatal outcomes: A cohort study. Eur J Obstet Gynecol Reprod Biol. 2009;147:151-6.
10. Gong J, Savitz Da, Stein CR, et al. Maternal ethnicity and pre-eclampsia in New York City, 1995-2003. Paediatr Perinat Epidemiol. 2012;26:45-52.
11. Mogren I, Hogberg U, Winkvist A, et al. Familial occurrence of pre-eclampsia. Epidemiology. 1999;10:518-22.
12. Hernandez-Diaz S, Toh S, Cnattingirus S. Risk of pre-eclampsia in first and subsequent pregnancies: Prospective cohort study. BMJ. 2009;338:b2255.
13. Samuels-Kalow ME, Funai EF, Buhimschi C, et al. Prepregnancy body mass index, hypertensive disorders of pregnancy, and long-term maternal mortality. Am J Obstet Gynecol. 2007;197:e4.901-6.
14. O'Brien TE, Ray JG, Chan WS. Maternal body mass index and the risk of pre-eclampsia: A systematic overview. Epidemiology. 2003;14:368-74.
15. Mazar RM, Srinivas SK, Sammel MD, et al. Metabolic score as a novel approach to assessing pre-eclampsia risk. Am J Obstet Gynecol. 2007;197:441.e1.
16. Nevis IF, Reitsma A, Dominic A, et al. Pregnancy outcomes in women with chronic kidney disease: A systematic review. Clin J Am Soc Nephrol. 2011;6:2.587-98.
17. Duckitt K, Harrington D. Risk factors for pre-eclampsia at antenatal booking: Systematic review of controlled studies. BMJ. 2005;330:565.
18. Smyth A, Oliveira GH, Lahr BD, et al. A systematic review and meta-analysis of pregnancy outcomes in patients with systemic lupus erythematosus and lupus nephritis. Clin J Am Soc Nephrol. 2010;5:2.060-8.
19. Askie LM, Duley L, Henderson-Smart DJ, et al. Antiplatelet agents for prevention of pre-eclampsia: A meta-analysis of individual patient data. Lancet. 2007;369:1.791-8.
20. American College of Obstetricians and Gynecologists Taskforce on hypertension in pregnancy. Hypertension in pregnancy. ACOG. Washington, DC; 2013.
21. Belizan JM, Villar J, Repke J. The relationship between calcium intake and pregnancy-induced hypertension: Up-to-date evidence. Am J Obstet Gynecol, 1988;158:898-902.
22. Hofmeyr GJ, Lawrie TA, Atallah AN, et al. Calcium supplementation during pregnancy for preventing hypertensive disorders and related problems. Database Syst Rev. 2010;(8):CD001059.
23. Rumbold AR, Crowther CA, Haslam RR, et al. Vitamins C and E and the risk of pre-eclampsia and perinatal complications. N Engl J Med. 2006;354:1.796-806.

24. Poston L, Briley AL, Seed PT, et al. Vitamin C and vitamin E in pregnant women at risk for pre-eclampsia (VIP trial): Randomized placebo-controlled trial. Lancet. 2006;367:1.145-54.
25. Zeeman GG. Neurologic complications of pre-eclampsia. Semin Perinatol. 2009;33:166-72.
26. Munnur U, de Boisblanc B, Suresh MS. Airway problems in pregnancy. Crit Care Med. 2005;33(10 Suppl):S259-68.
27. Sibai BM, Mabie BC, Harvey CJ, et al. Pulmonary edema in severe pre-eclampsia: Analysis of thirty-seven consecutive cases. Am J Obstet Gynecol. 1987;156:1.174-9.
28. Thornton CE, von Dadelszen P, Makris A, et al. Acute pulmonary oedema as a complication of hypertension during pregnancy. Hypertens Pregnancy. 2011;30:169-79.
29. Roberts JM, Cooper DW. Pathogenesis and genetics of pre-eclampsia. Lancet. 2001;357:53-6.
30. VanWijk MJ, Boer K, van der Meulen ET, et al. Resistance artery smooth muscle function in pregnancy and pre-eclampsia. Am J Obstet Gynecol. 2002;186:148-54.
31. Cotton DB, Lee W, Huhta JC, et al. Hemodynamic profile of severe pregnancy-induced hypertension. Am J Obstet Gynecol. 1988;158:523-9.
32. Sibai B, Dekker G, Kupferminc M. Pre-eclampsia. Lancet. 2005;365:785-99.
33. Davies JR, Fernando R, Hallworth SP. Hemostatic function in healthy pregnant and pre-eclamptic women: An assessment using the platelet function analyzer (PFA-100) and thromboelastograph. Anesth Analg. 2007;104:416-20.
34. Thachil J, Toh CH. Disseminated intravascular coagulation in obstetric disorders and its acute haematological management. Blood Rev. 2009;23:167-76.
35. Rinehart BK, Terrone DA, Magann EF, et al. Pre-eclampsia associated hepatic hemorrhage and rupture: Mode of management related to maternal and perinatal outcome. Obstet Gynecol Surv. 1999;54:196-202.
36. Moran P, Baylis PH, Lindheimer MD, et al. Glomerular ultrainfiltration in normal and pre-eclamptic pregnancy. J Am Soc Nephrol. 2003;14:648-52.
37. Trudinger BJ, Giles WB, Cook CM, et al. Fetal umbilical artery flow velocity waveforms and placental resistance: Clinical significance. BJOG. 1985;92:23-30.
38. Dennis AT. Management of pre-eclampsia: Issues for anaesthetics. [s. n.], 2012;67:1.009-20.
39. Sharma SK. Pre-eclampsia and eclampsia. Semin Anesth Perioper Med Pain. 2000;19:171-80.
40. Committee Opinion No. 623: Emergent therapy for acute-onset, severe hypertension during pregnancy and the postpartum period. Obstet Gynecol. 2015 Feb;125(2):521-525.
41. The Magpie Trial Collaborative Group. Do the women with pre-eclampsia, and their babies, benefit from magnesium sulphate? The Magpie Trial: A randomized placebo-controlled trial. Lancet. 2002;359(9.321):1.877-90.
42. Euger AG, Cipolla MJ. Magnesium sulfate treatment for prevention of eclampsia. A brief review. Stroke. 2009;40:1.169-75.
43. Duley L, Gulmezoglu AM, Henderson-Smart DJ, et al. Magnesium sulphate and other anticonvulsants for women with pre-eclampsia. Cochrane Database Syst Rev. 2010;(11):CD000025.
44. Sharma SK, Philip J, Whitten CW, et al. Assessment of changes in coagulation in parturients with pre-eclampsia using thromboelastography. Anestesiology. 1999;90:386-90.

45. Santos AC. Anesthetic management of the pre-eclampsia parturient. ASA. 2004;32(18):197-209.
46. O'Brein JM, Shumate SA, Stachwell SL, et al. Maternal benefit of corticosteroid therapy in patients with HELLP syndrome: Impact on the rate of regional anesthesia. Am J Obstet Gynecol. 2002;186:475-9.
47. Martinelli S, Bittar RE, Zugaib M. Predição da restrição do crescimento fetal pela medida da altura uterina. Rev Bra Ginecol Obstet. 2004;26(5):383-9.
48. ALSO – Hypertension Pregnancy Interim Update; 2014 Jun.
49. Hold DD, Curry R. Spinal versus epidural anesthesia for cesarean section in severely pre-eclamptic patients. Anesthesiology. 1999;90:1.276-82.
50. Soares ECS, Lucena MR, Ribeiro RC, et al. Remifentanil em analgesia para o trabalho de parto. Rev Bras Anestesiol. 2010;60:309-19.
51. Pinyan T, Curlee K, Keever M, Baldwin KM. A nurse-directed model for nitrous oxide use during labor. MCN Am J Matern Child Nurse. 2017 May/Jun;42(3):160-165.
52. Brasil. Ministério da Saúde. Parto, aborto e puerpério: Assistência humanizada à mulher. Brasília: Ministério da Saude; 2001.
53. Scott-Brown S, Russell R. Video laringoscopes and the obstetric airway. Int J Obstet Anesth. 2015;24:137-46.
54. Yao WY, Sng BL, Li SY, et al. The LMA Supreme™ in 700 parturients undergoing cesarean delivery: an observational study. Can J Anesth. 2012.
55. Sharkley A, Finnenty O, McDonnel JG. Role of tranversus abdominis plane block after cesarean delivery. Curr Opin Anesthesiol. 2013;26:268-72.
56. O'Sullivan G. Considerations when devising a protocol for pre-eclampsia. Acta Medica Lituanica. 2012;19:115-22.

2

Anestesia para cesariana

Larissa Goveia Moreira
Cristina Flávia Silva Andrada Batista

DESTAQUE DO TEMA

1. Raquianestesia com bloqueio sensitivo até T4 é técnica de escolha.
2. Profilaxia para broncoaspiração e via aérea difícil deve ser feita em toda anestesia geral.
3. Manejo da hipotensão arterial inclui medidas profiláticas e terapêuticas.
4. Deve ser feita profilaxia para náusea e vômito em toda paciente submetida à cesariana.
5. Temperatura da sala de 23 °C e aquecimento ativo diminuem hipotermia.
6. Associação de opioides lipofílico e hidrofílico melhora qualidade do bloqueio e analgesia.
7. Proceder com analgesia pós-operatória multimodal.

Por muito tempo, atribuiu-se o surgimento da cesariana ao nascimento do imperador romano Júlio Cesar (44-100 a.C.). No entanto, essa teoria não parece verdadeira, já que a taxa de mortalidade cirúrgica na época era de 100% por conta das condições precárias. Fato é que a taxa de cesariana cresce globalmente a cada ano e, hoje, é o procedimento cirúrgico mais realizado no mundo.

EPIDEMIOLOGIA

A Organização Mundial da Saúde (OMS) considera como ideal a taxa de cesariana de 10-15%, mas a prevalência global tende a ser maior, variando de acordo com o nível socioeconômico do país. Na África Subsaariana, 5% dos nascimentos são por cesariana, provavelmente pelo baixo acesso da população ao sistema hospitalar. A América do Sul e o Caribe têm as maiores taxas (42,8%). No Brasil, em hospitais particulares, o número de partos por via cirúrgica chega a 86%.

Vários fatores influenciam o aumento da taxa de cesariana no mundo. Entre eles, idade materna cada vez mais avançada, maior prevalência de gestantes obesas, maior prevalência de pré-eclâmpsia, feto em apresentação pélvica, maior número de induções, medo de danificar o assoalho pélvico – além de questões sociais como escolha da data pelos pais, preferência da mãe, conveniência para a equipe.

Apesar de comum, a cesariana não é um procedimento isento de riscos. Pode ocorrer aprisionamento da cabeça do feto na pelve; rotura cervical; lesão de vasos uterinos; lesão de bexiga, ureter ou intestino; atonia uterina; sangramento em região de implantação da placenta; complicações relacionadas à anestesia; e eventos tromboembólicos. No feto, a cesariana está relacionada à maior incidência de apneia transitória e dificuldade de iniciar amamentação. As complicações são mais frequentes em cirurgias de emergência.

VISITA PRÉ-ANESTÉSICA

Idealmente, toda paciente será visitada pelo médico anestesiologista no momento da internação, pois todo trabalho de parto está sujeito a se converter em cesariana de urgência. Nesse momento, o médico anestesiologista vai colher informações a respeito do passado obstétrico da gestante, histórico de cirurgias prévias, comorbidades, alergias e identificar fatores de risco para complicações. Também é necessário avaliar os sinais vitais e fazer um exame minucioso da via aérea. Caso haja tempo hábil e, principalmente, se a gestante for portadora de comorbidades, é importante realizar consulta pré-anestésica no final do segundo ou no início do terceiro trimestre de gestação. Além das informações citadas anteriormente, o médico anestesiologista tem a chance de aplicar o Termo de Consentimento Informado (com linguagem simples) e de expor os riscos e benefícios da técnica anestésica escolhida. O termo aplicado durante o trabalho de parto ativo possui validade jurídica, porém envolve o inconveniente de a paciente poder estar exausta, com dor ou sob o efeito de medicações analgésicas.

JEJUM

O esvaziamento gástrico de líquidos no caso de gestantes é o mesmo para pessoas não grávidas. O jejum recomendado na cesariana eletiva é de duas horas para líquidos claros (suco sem polpa, café, água, chá, isotônico) e de seis horas para refeições leves. Líquidos ricos em carboidratos podem ser recomendados desde que a gestante não seja diabética. O uso de chiclete no pré-operatório não é motivo para adiar a cirurgia, pois o aumento de volume gástrico não chega a ser considerável. Já no pós-operatório, o uso de chiclete é recomendado como forma de diminuir o tempo de íleo paralítico.

MONITORIZAÇÃO

Toda paciente submetida a cesariana deve ser monitorada com pressão arterial não invasiva (PANI), oximetria de pulso e eletrocardiograma (ECG). Até 60% das gestantes apresentam arritmias no intraoperatório sob raquianestesia. A mais comum é bradicardia abaixo de 50 bpm, seguida de bloqueio atrioventricular de segundo e terceiro graus e extrassístoles ventriculares. Essas arritmias são mais comuns entre gestantes em idade materna avançada e costumam ser temporárias, com recuperação espontânea.

Pressão arterial invasiva (PAI) só requer monitoração em pacientes com instabilidade hemodinâmica, cardiopatia, tromboembolismo pulmonar e oligúria não explicada. Sondagem vesical é importante para evitar hiperdistensão vesical com consequente lesão da bexiga durante a cirurgia. Em pacientes com instabilidade hemodinâmica ou risco de hemorragia, a sondagem é obrigatória.

HIDRATAÇÃO

A administração de volume no momento da realização da raquianestesia (*coload*) ou antes do bloqueio (*preload*) é empregada na tentativa de reduzir a hipotensão arterial. *Preload* com 500 mL de coloide ou *coload* com 1.000 mL de cristaloide diminuem a hipotensão arterial, mas não de modo eficaz a ponto de reduzir o consumo de vasopressor na cesariana – seu uso precisa estar associado a outras medidas profiláticas de hipotensão.

O coloide permanece mais tempo no vaso sanguíneo, mas é mais caro e pode levar a alterações de coagulação. Já o cristaloide é mais barato, não provoca anafilaxia ou alteração de agregação plaquetária, porém permanece menos tempo no vaso e, por essa razão, necessita de maior volume. A hidratação na cesariana deve objetivar a euvolemia.

ANTIBIOTICOPROFILAXIA

O objetivo da profilaxia é ter concentração tecidual adequada de antibiótico no momento da incisão cirúrgica e precisa abranger cepas Gram positivo, Gram negativo e anaeróbios. A cesariana apresenta maior taxa de infecção se comparada a outras cirurgias, e a antibioticoprofilaxia está indicada a todos os partos por via cirúrgica. As cefalosporinas de primeira geração são as de primeira escolha para antibioticoprofilaxia na cesariana.

A anafilaxia grave à penicilina é evento raro, atingindo 1 a cada 2.500-25.000 casos. Dez por cento dos pacientes que apresentaram alguma reação à penicilina vão ter também a cefalosporinas, motivo pelo qual, para pacientes alérgicas à penicilina, a escolha adequada é a associação de clindamicina e aminoglicosídeo.

O momento ideal para a administração do antibiótico profilático é até uma hora antes da incisão. Em cirurgias de urgência, deve ser administrado o mais rápido possível, logo após a incisão. Nos casos de urgência, indica-se 500 mg de azitromicina venosa durante uma hora, pois a azitromicina após clampeamento do cordão se mostrou tão eficaz quanto a cefalosporina antes da incisão cirúrgica.

A Tabela 1 mostra os esquemas de antibioticoprofilaxia. Vale ressaltar que 1 g de cefazolina é indicado para gestantes de até 80 kg; gestantes acima desse peso devem receber 2 g. Algumas instituições recomendam a dose de 2 g para todas as gestantes como forma mais acertada de adesão aos protocolos.

Tabela 1 Esquema de antibioticoprofilaxia[1].

Peso	Antibiótico	Regime intravenoso
< 80 kg	Cefazolina OU Clindamicina + aminoglicosídeo	1 g 900 mg + 5 mg/kg
> 80 kg	Cefazolina OU Clindamicina + aminoglicosídeo	2 g 900 mg + 5 mg/kg

Outras medidas não farmacológicas são indicadas para evitar infecção pós-operatória. A limpeza da pele com solução de clorexidina e álcool antes da incisão é recomendada em todas as cesarianas. Nas pacientes em trabalho de parto ativo ou com ruptura de membrana, deve ser realizada limpeza vaginal com clorexidina aquosa ou iodopovidona, o que reduz endometrite e febre pós-parto.

TÉCNICA ANESTÉSICA

As taxas de mortalidade na cesariana vêm caindo ao longo do tempo, mesmo com o aumento do número de partos cirúrgicos. Isso se deve, principalmente, à maior quantidade de bloqueio de neuroeixo, maior segurança na técnica de bloqueio, fluxogramas e novos equipamentos de manipulação de via aérea difícil e maior treinamento médico. Na Inglaterra, a mortalidade associada à anestesia para cesariana foi reduzida 240 vezes nos últimos 40 anos: de 36 para 0,15/100.000 cesárias em 2018.

O bloqueio de neuroeixo garante melhor analgesia pós-operatória, reduz a incidência de hemorragia e desencadeia maiores índices de Apgar no neonato nos primeiros minutos. Permite, ainda, o contato pele a pele da mãe com o bebê assim que ocorre o nascimento e a participação do pai em todo o processo. As contraindicações para o bloqueio são as mesmas existentes para a população não gestante: hipertensão intracraniana, recusa da paciente, infecção local, coagulopatia, algumas cirurgias ou patologias espinhais e instabilidade hemodinâmica.

A anestesia geral para cesariana tem sido limitada cada vez mais a casos de extrema urgência ou contraindicação ao bloqueio. Comparados ao bloqueio, os riscos associados à anestesia geral são maiores e consistem em falha de intubação orotraqueal (IOT), falha de ventilação, broncoaspiração, consciência intraoperatória, morte, infecção de sítio cirúrgico, eventos tromboembólicos, maior necessidade de ressuscitação neonatal e atraso no início da amamentação.

Bloqueio de neuroeixo

O bloqueio sensorial deve chegar a T4, pois as fibras sensoriais da pelve e do abdome acompanham as fibras simpáticas de T5-L1. O estímulo do diafragma por sangue e líquido amniótico em nível de C3-C5 e a exteriorização uterina para histerorrafia (T5-T10) realizada por alguns cirurgiões promovem estímulo vagal e podem levar a náuseas e vômitos e hipotensão arterial. Esse estímulo é minimizado com o uso de opioide lipofílico no neuroeixo (fentanil ou sufentanil).

A realização da raquianestesia em posição sentada pode facilitar a palpação da linha de Tuffier, notadamente em gestantes obesas. Entretanto, para a realização de bloqueio peridural, a posição sentada aumenta a pressão liquórica da região lombar, provocando abaulamento do saco dural e, teoricamente, aumentando a chance de punção inadvertida de dura-máter. Ademais, a posição sentada aumenta o ingurgitamento de vasos peridurais, com impacto no risco de punção de vaso sanguíneo. Por esses motivos, a punção peridural deve ser realizada em decúbito lateral esquerdo. De qualquer maneira, o anestesiologista precisa estar habituado com as duas posições.

Raquianestesia

A técnica de raquianestesia é mais fácil, de execução mais rápida, com risco mínimo de intoxicação por anestésico local por conta de uma baixa dose utilizada e também promove melhoria na qualidade do relaxamento muscular. É a mais adotada na realização de anestesia para cesariana, no entanto, está associada à cefaleia pós-punção dural (CPPD).

Os principais fatores de risco para CPPD são o calibre da agulha e a faixa de idade entre 20 e 30 anos, o que expõe a população gestante a maior risco, já que, em sua maioria, são pacientes jovens. É exigido, assim, maior cuidado com o tipo e o calibre da agulha utilizada. A agulha cortante ou traumática corta as fibras da dura-máter, deixando uma perfuração persistente, com saída contínua de líquido cefalorraquidiano (LCR) até a cicatrização. Já a agulha tipo ponta de lápis separa as fibras elásticas da dura-máter, que tendem a se recolher após a saída da agulha, diminuindo o escape de LCR. Desse modo, agulhas ponta de lápis de pequeno calibre (27 G) são recomendadas para a realização de raquianestesia na gestante.

A gestante necessita de doses menores de anestésico local (AL), pois o aumento da pressão abdominal diminui a quantidade de LCR e há maior cefalização do AL hiperbárico em posição supina. Além disso, a gestante é mais sensível ao AL, o que provoca uma simpatólise abrupta, contribuindo para a hipotensão arterial, a ser discutida adiante. A dose recomendada de AL é de 7,5-15 mg de bupivacaína hiperbárica para o bloqueio sensorial até T4. Alguns autores defendem a utilização de doses baixas (< 9 mg) ou ultrabaixas (< 4 mg) de bupivacaína hiperbárica associada a opioide lipofílico e hidrofílico a fim de reduzir a incidência de hipotensão arterial. Contudo, o risco de dor intraoperatória é três vezes maior com doses baixas, e a técnica só deve ser utilizada quando associada a cateter de peridural para complementar a dose no intraoperatório.

O uso de adjuvantes é fundamental para a redução da dose de AL. Opioides lipofílicos diminuem náusea e vômito intraoperatório por estimulação visceral (exteriorização uterina). Fentanil até 25 mcg é eficaz; acima de 35 mcg, provoca prurido sem aumentar a analgesia. Sufentanil até 5 mcg também pode ser utilizado. A associação de opioide hidrofílico é benéfica porque garante analgesia pós-operatória entre 12-24 h. A depressão respiratória é dose-dependente e pode ocorrer até 18 h após o bloqueio. Por essa razão, principalmente pacientes em risco de depressão (obesidade, apneia do sono) devem ser monitorizadas com oximetria de pulso no pós-operatório. Como a latência da morfina é de 30-60 min, o opioide lipofílico é essencial. A Tabela 2 mostra as doses recomendadas de AL e opioides na raquianestesia.

Tabela 2 Doses de AL e opioides na raquianestesia para cesariana[2].

Anestésico local	Dose	Duração em min
Bupivacaína hiperbárica	7,5-15 mg	60-120
Lidocaína	60-80 mg	45-75
Opioide		
Fentanil	10-25 mcg	180-240
Sufentanil	2,5-5 mcg	180-240
Morfina	50-100 mcg	720-1.440

Peridural

A peridural tem maior latência e pior qualidade do bloqueio em comparação com a raquianestesia. É indicada, portanto, em casos de conversão de parto normal com analgesia e cateter peridural prévio para cesariana de urgência ou para pacientes cardiopatas, em que há a necessidade de instalação lenta do bloqueio.

A lidocaína 2% com epinefrina tem menor latência e é considerada o fármaco de escolha para a situação de urgência. Ropivacaína 0,5% e levobupivacaína 0,5% têm início de ação, tempo de ação e qualidade de bloqueio equivalentes aos da bupivacaína 0,5%, com melhor perfil de segurança. A utilização desses AL é limitada pela latência mais demorada. O uso de adjuvantes na peridural também é fundamental para melhorar a qualidade do bloqueio e reduzir a dose total de AL, a exemplo do que ocorre na raquianestesia. Fentanil 50-100 mcg ou sufentanil 10-20 mcg melhoram a qualidade do bloqueio sem produzir efeitos maléficos no feto. Morfina até 3,75 mg melhora a analgesia pós-cesária. A depressão respiratória é dose-dependente e pacientes em risco requerem monitoração no pós-operatório. A Tabela 3 relaciona as doses de AL utilizadas na peridural.

Tabela 3 Doses de AL e opioides na peridural para cesariana.

Anestésico local	Dose	Duração (min)
Lidocaína 2% com vaso	300-500 mg	75-100
Ropivacaína 0,5%	75-125 mg	120-180
Bupivacaína 0,5%	75-125 mg	120-180
Opioide		
Fentanil	50-100 mcg	120-240
Sufentanil	10-20 mcg	120-240
Morfina	2-3 mg	240-720

Duplo bloqueio

A raquianestesia associada à peridural permite adoção de baixa dose de AL, menor latência e bolus de resgate de AL pelo cateter de peridural em caso de necessidade. O inconveniente é o tempo para a realização do bloqueio duplo. Ela confere menos hipotensão arterial, náuseas e vômitos no intraoperatório, mas necessita de bolus de AL a cada 45 min caso a cirurgia se prolongue. O duplo bloqueio exige menor dose de AL intratecal, em torno de 4-7 mg, isso porque a entrada de ar no espaço peridural (Dogliotti) aumenta a pressão nessa região e diminui a quantidade de LCR. Alguns especialistas injetam soro fisiológico no espaço peridural com o objetivo de reduzir a dose do AL intratecal.

Anestesia geral

Um dos maiores desafios da anestesia geral para cesariana é o manejo adequado da via aérea. A gestante fica mais exposta ao risco de via aérea difícil (VAD) pelo edema de via aérea causado pelo aumento do volume plasmático. Também é maior o risco de broncoaspiração em virtude do maior índice de hérnia hiatal pelo aumento do útero e pela diminuição do esvaziamento gástrico em gestantes em trabalho de parto ativo, por ação da progesterona – nesse caso, o posicionamento e a pré-oxigenação são de fundamental importância.

Para evitar broncoaspiração, aconselha-se o uso de antiácido, antagonista de receptores de histamina do tipo H2, metoclopramida e inibidor de bomba de próton. O antiácido não particulado aumenta o pH do suco gástrico, diminuindo a gravidade de uma eventual broncoaspiração. A metoclopramida é eficaz no esvaziamento do conteúdo gástrico. Já o inibidor de bomba de próton e o antagonista H2 são usados para reduzir a secreção gástrica. Recomenda-se antiácido e antagonista de receptor H2 30 min antes da indução.

A posição da paciente deve levar em consideração tanto a laringoscopia quanto o deslocamento do útero para a esquerda – essenciais para descomprimir a veia cava inferior e a aorta e melhorar o débito cardíaco (DC). A maneira mais eficaz de fazer a descompressão aorto-cava é com o deslocamento manual do útero para a esquerda. A lateralização da maca deve ser de 15°, e isso aumenta o risco de queda da gestante. O desvio uterino precisa ser mantido até o início da cesariana.

A indução anestésica deve ser realizada com opioide de curta duração, de modo a reduzir o consumo de hipnóticos e provocar redução da resposta simpática à IOT. É importante que o anestesiologista alerte o pediatra quanto ao uso de opioide para a ressuscitação neonatal adequada. O hipnótico de escolha deve ter ação rápida: o propofol, nesse caso, é uma excelente opção. Cetamina ou etomidato podem ser utilizados se houver instabilidade hemodinâmica. Tiopental não deve ser usado porque aumenta a chance de consciência intraoperatória.

A laringoscopia pode ser difícil por causa das mamas aumentadas e pelo edema de via aérea. Assim, recomenda-se lançar mão de laringoscópios de cabo curto, sendo importante colocar a paciente em posição de rampa (meato acústico externo na mesma altura do esterno – Figura 1) para retificar a via aérea e diminuir o número de tentativas de IOT.

A IOT deve ser realizada pelo anestesiologista mais experiente. Após duas tentativas de laringoscopia sem sucesso, é recomendável lançar mão de máscara laríngea (ML) de segunda geração para a aspiração contínua do conteúdo gástrico. É possível a realização da cesariana com ML sem um aumento do risco de broncoaspiração. A adoção de videolaringoscópio também é encorajada, desde que o anestesiologista esteja familiarizado com seu uso.

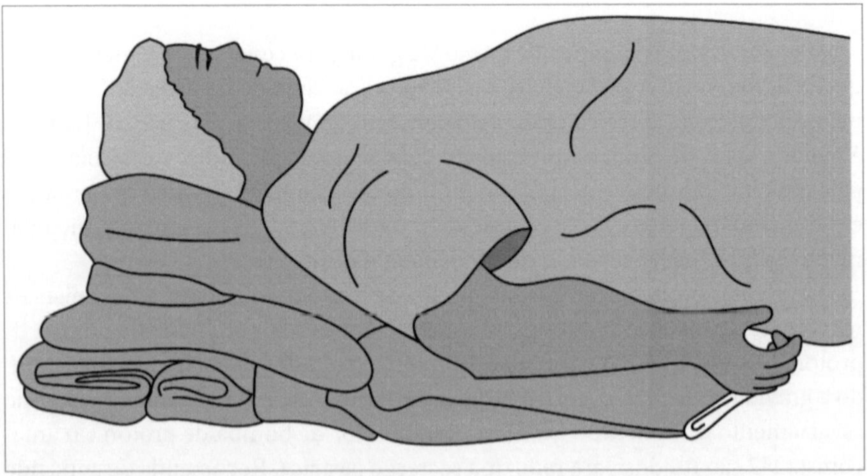

Figura 1 Posição de rampa para IOT.

Vale ressaltar que, em situação de urgência, a anestesia geral é indicada por ser um procedimento rápido. No entanto, anestesiologistas obstétricos experientes são capazes de realizar raquianestesia em menos de 3 min. É importante também levar em consideração o tempo para a instalação do bloqueio, em torno de 5-10 min, a depender da dose de AL e do uso de adjuvantes.

HIPOTERMIA

Durante cesariana com raquianestesia, a temperatura central diminui 0,5 °C nos primeiros minutos. A morfina usada no neuroeixo pode fazer cair ainda mais a temperatura, aumentando as chances de a gestante submetida à cesariana ser acometida de hipotermia grave. Essa condição pode causar isquemia do miocárdio, infecção de ferida operatória, coagulopatia, aumento do sangramento e tremores, que aumentam o consumo de oxigênio materno. Já o feto pode sofrer acidose e nascer com índice de Apgar baixo.

O aquecimento materno com ar quente forçado ou com soro morno é efetivo e diminui efeitos colaterais da hipotermia. A temperatura da sala operatória também é importante: 23 °C.

HIPOTENSÃO ARTERIAL

O bloqueio simpático após raquianestesia é rápido por causa da dose (necessidade de bloqueio sensitivo em T4) e da maior sensibilidade da gestante ao AL. A simpatólise provoca vasodilatação arteriolar e, em menor grau, venosa, com consequente diminuição do retorno venoso e ativação de barorreceptores, os quais aumentam a frequência cardíaca (FC) na tentativa de manter o DC. Todavia, o bloqueio simpático pode bloquear fibras cardioaceleradoras e provocar reflexo de Bezold-Jarisch, seguido de hipotensão arterial e bradicardia.

Hipotensão arterial provoca náusea e vômito por duas vias. A primeira, a redução de fluxo cerebral, resulta em ativação do sistema emético central. A outra via, a redução do fluxo esplâncnico, leva à liberação de substâncias eméticas pelo intestino, principalmente a serotonina. Além de náuseas e vômitos, a hipotensão pode causar perda de consciência, broncoaspiração e parada cardiorrespiratória (PCR) na mãe. No feto, pode provocar acidose e hipóxia, o que leva à alteração neurocomportamental por até sete dias, com atraso do reflexo de sucção e da amamentação. O tempo de duração da hipotensão é mais importante que a gravidade e deve ser menor que 4 min.

Nenhuma medida isolada é eficaz na redução da hipotensão arterial. O manejo da pressão requer um conjunto de medidas profiláticas e de tratamento:

1. Vasopressores devem ser usados de maneira profilática, após o bloqueio de neuroeixo.
2. Os agonistas alfa-1 são os mais apropriados para prevenir e tratar hipotensão. Aqueles com ação beta-adrenérgica associada, como noradrenalina e metaraminol, podem ser benéficos por evitar bradicardia, mas ainda não existe respaldo para isso na literatura. Fenilefrina é o vasopressor de escolha.
3. Deslocamento lateral do útero de modo manual até o começo da cesariana.
4. Hidratação antes da raquianestesia com 500 mL de coloide ou infusão de 1.000 mL de cristaloide no momento da realização do bloqueio ajuda a prevenir hipotensão.
5. Alvo pressórico deve ser > 90% do basal. Alvo pressórico < 80% do basal precisa ser tratado imediatamente. Deve-se fazer uso profilático de fenilefrina 25-50 mcg/min logo após a raquianestesia.
6. A FC deve ser um marcador do DC. Taqui ou bradicardia precisam ser evitados.
7. FC < 60 bpm deve ser tratada com efedrina. Se houver hipotensão associada à bradicardia, deve-se administrar anticolinérgico. Se houver colapso circulatório, o caminho é administrar adrenalina.

NÁUSEAS E VÔMITOS

Hipotensão arterial é uma das principais causas de náusea e vômito no intraoperatório. O baixo débito cerebral ativa regiões de gatilho, e a redução da circulação esplâncnica ativa a liberação de substâncias ematogênicas, por exemplo, a serotonina. A administração de oxigênio e de ondansetrona (inibidor de receptores de serotonina) minimiza os efeitos intestinais de baixo débito.

A tração do útero para histerorrafia estimula fibras vagais e provoca náusea, que pode ser minimizada pelo uso de opioide lipofílico na raquianestesia. Morfina no neuroeixo é fator importante de náusea e vômito no pós-operatório.

Náusea e vômito aumentam o risco de broncoaspiração, o tempo de internação hospitalar e o risco de sangramento. Deve ser administrado esquema multimodal de profilaxia para todas as gestantes submetidas à cesariana. Dexametasona com ondansetrona é considerada uma profilaxia eficaz.

TROMBOPROFILAXIA

Eventos tromboembólicos (TEV) são a principal causa de morbimortalidade em gestantes nos EUA, sendo responsáveis por 9,2% das mortes. No Reino Unido, com o uso mais liberal de tromboprofilaxia, a mortalidade materna baixou de 1,26/100.000 em 2009-2011 para 0,86/100.000 em 2012-2014.

A gestante tem estado pró-trombótico por conta do aumento da agregação plaquetária no primeiro trimestre, aumento de fatores de coagulação (II, VII, VIII, XIX, X, XII, XIII e von Willebrand), diminuição de fatores anticoagulantes (redução de proteína S e aumento de resistência a fatores ativadores de proteína C) e modificação da atividade fibrinolítica. Tais fatores, associados à idade materna > 35 anos, obesidade, desidratação e trombofilia, colocam essa população em maior risco de TEV.

Nos casos de todas as gestantes submetidas à cesariana, é indicada tromboprofilaxia mecânica no pós-operatório, o que inclui deambulação precoce e uso de meias de compressão gradual. Pacientes com um fator de risco maior ou dois fatores de risco menores, de acordo com a Tabela 4, devem receber heparina de baixo peso molecular (HBPM) por 10 dias após a cesariana.

ANALGESIA PÓS-OPERATÓRIA

Estima-se que anualmente, em todo o mundo, sejam realizadas mais de 25 milhões de cesáreas, sendo a intervenção cirúrgica mais realizada. Dor após cesariana é, portanto, um problema comum, e dor de moderada a intensa tem sido relatada por uma proporção considerável de mulheres. A dor pós-cesariana pode atrasar o retorno às atividades diárias normais, prejudicar o vínculo mãe-filho, afetar o bem-estar psicológico materno e influenciar a amamentação. A dor aguda tratada inadequadamente também é fator de risco para o desenvolvimento de hiperalgesia e dor persistente.

Tabela 4 Fatores de risco de TEV, segundo o Colégio Americano de Cirurgiões.

Fatores de risco maiores	Fatores de risco menores
1. Imobilidade por uma semana antes do parto	1. IMC >30 kg/m2
2. Hemorragia pós-cesariana > 1.000 mL	2. Gestação múltipla
3. Evento tromboembólico prévio	3. Hemorragia pós-parto vaginal > 1.000 mL
4. Pré-eclâmpsia com restrição de crescimento	4. Tabagismo > 10 cigarros/dia
5. Trombofilia (deficiência de antitrombina, fator V de Leiden, protrombina G20210A)	5. Restrição de crescimento intrauterino
6. Condições médicas: lúpus, anemia falciforme, cardiopatia	6. Trombofilia (proteínas C e S)
7. Transfusão sanguínea	7. Pré-eclâmpsia
8. Infecção pós-parto	

Nos últimos anos, programas de recuperação aprimorada após cirurgia (e cesariana) (ERAC, *enhanced recovery after cesarean*) foram criados com o intuito de reduzir o tempo de internação hospitalar, as taxas de complicações, o custo cirúrgico, o consumo de opioides, além de melhorar a satisfação dos pacientes. Indispensável em qualquer programa ERAC é o alívio adequado da dor. Na maioria das diretrizes do programa, o aspecto analgésico multimodal e o uso de protocolos e diretrizes claras são enfatizados.

A iniciativa de gerenciamento específico da dor pós-operatória (PROSPECT, *procedure-specific postoperative pain*) visa fornecer aos profissionais de saúde recomendações práticas quanto ao gerenciamento da dor em operações comuns, mas potencialmente dolorosas. Cirurgiões e anestesiologistas, em cooperação mútua, formulam recomendações para cada intervenção de dor após avaliação cuidadosa das evidências específicas do procedimento provenientes de ensaios clínicos randomizados (RCTs, *randomized controlled trials*) ou meta-análises, dos riscos e benefícios da intervenção e da intervenção no contexto de analgesia multimodal, como um programa ERAC. No Quadro 1 estão expostas as recomendações PROSPECT para cesariana.

Analgésicos não opioides sistêmicos

O paracetamol é usado em muitas intervenções cirúrgicas como analgesia "básica". Há evidências na literatura segundo as quais, após a cesariana, o paracetamol tem efeitos positivos leves nos escores de dor e reduz o consumo de opioides. Uma meta-análise[3] concluiu que os anti-inflamatórios não esteroidais

(AINEs) sistêmicos reduziram os escores de dor, diminuíram o consumo de opioides, reduziram os efeitos colaterais relacionados aos opioides e aumentaram a satisfação dos pacientes. Os AINEs produzem analgesia semelhante ou até superior aos opioides para analgesia pós-cesariana.

Quadro 1 Recomendações PROSPECT para cesariana.

Pré-operatório
Opioide de longa duração intratecal (morfina 50-100 mcg) ou peridural (morfina 2-3 mg)
Paracetamol oral (> 1 g)
Intraoperatório após nascimento
Paracetamol venoso se não foi administrado no pré-operatório (> 1 g)
Anti-inflamatório não esteroidal venoso (Ex.: cetorolaco, 30 mg)
Dexametasona venoso (5-10 mg)
Se não foi utilizada no bloqueio, infiltração de ferida com AL e/ou bloqueio fascial (bloqueios do plano transverso do abdome [TAP, *transverse abdominis plane block*] ou do quadrado lombar [QL])
Pós-operatório
Paracetamol venoso ou oral (1 g, 4×/dia)
Anti-inflamatório não esteroidal venoso ou oral (cetorolaco, 30 mg, EV, ou ibuprofeno, 400 mg, VO, 3x/dia)
Opioide de resgate ou quando bloqueio de neuroeixo ou periférico não é possível
Técnica cirúrgica
Incisão Joel-Cohen
Não fechamento do peritônio
Cinta abdominal

Diversos estudos[4,5] avaliaram gabapentina ou pregabalina e relataram resultados conflitantes. Em uma revisão sistemática[4], observou-se uma redução clinicamente significativa nos escores de dor no primeiro dia com gabapentina pré-operatória. Entretanto, em outro estudo[4], no qual a gabapentina foi adicionada à analgesia multimodal, nenhum benefício dos gabapentinoides foi constatado. Além disso, sedação e tontura foram relatadas com gabapentinoides.

A dexametasona venosa é um antiemético bem conhecido e eficaz. Entretanto, em várias intervenções cirúrgicas, a administração perineural ou venosa demonstrou ser um analgésico eficaz. No cenário de cesariana, a dexametasona foi estudada em ensaios clínicos[6-9], tendo sido observados melhora nos escores de dor, prolongamento do efeito analgésico e redução no consumo de opioides. Não está claro se doses mais altas de dexametasona podem melhorar ainda mais os efeitos analgésicos. Em pacientes com artroplastia total do joelho, uma dose de 1 mg/kg de dexametasona melhora significativamente os escores de dor e a recuperação. Portanto, pode ser útil estudar doses mais altas de dexametasona em pacientes de cesariana. Efeitos colaterais potenciais, como prurido perineal, intolerância à glicose, infecções de feridas ou distúrbios psiquiátricos agudos parecem ser raros na população obstétrica.

Cetamina intravenosa, lidocaína e dexmedetomidina foram estudadas[10-13] quanto aos efeitos na analgesia pós-cesárea. Todavia, os efeitos se mostraram mínimos e os fármacos podem ter efeitos colaterais graves.

Opioides neuroaxiais de ação prolongada

Durante décadas, os opioides de ação prolongada por via intratecal ou peridural foram a pedra angular da analgesia pós-operatória após cesariana. Morfina intratecal (100-200 mcg) e diamorfina como alternativa (300 mcg) têm sido recomendadas. Nos últimos anos, a dose recomendada de morfina intratecal foi reduzida. Doses de 100 mcg ou menos resultam em analgesia adequada com incidência reduzida de efeitos colaterais. Recentemente, Sharawi et al.[14] confirmaram a segurança da morfina intratecal quando usada em pacientes submetidas à cesariana. A incidência de depressão respiratória é baixa e relatada como inferior a 1 em 1.000 casos. Ao tratar pacientes obesas mórbidas com morfina intratecal, pode ser necessário agir com cautela. É importante lembrar que a morfina também pode induzir prurido, náusea e vômito conforme a dose, e que a profilaxia adequada (por exemplo, ondansetrona) de náusea e vômito pós-operatórios pode ser útil.

Técnicas de anestesia regional

Quando a morfina intratecal não é usada, várias técnicas de anestesia regional podem ser uma alternativa útil. Vários estudos demonstraram que a infiltração na ferida com anestésico local de injeção única e a infusão de anestésico local na ferida reduzem os escores de dor e a necessidade de analgesia de resgate durante as primeiras 24 h após a cesariana. Uma meta-análise[15] confirmou que tanto a infiltração na ferida com anestésico local de injeção única quanto a infusão contínua na ferida reduzem o consumo de opioides no pós-operatório e melhoram os escores de dor.

Os bloqueios TAP resultam em melhor alívio da dor, maior satisfação do paciente, além de reduzirem a necessidade de analgesia com opioide de resgate se não for usada morfina intratecal. Segundo evidências disponíveis, uma abordagem TAP posterior proporciona melhor qualidade de analgesia quando comparada a uma abordagem TAP mais anterior. Três meta-análises[16-18] comprovaram a eficácia dos bloqueios TAP para analgesia após cesariana, porém concluíram que eles não conferem qualquer benefício em relação à morfina intratecal. O bloqueio do QL também produz analgesia eficaz, semelhante à morfina intratecal, porém a adição de um bloqueio do QL à morfina intratecal não traz benefício.

Três meta-análises recentes avaliaram bloqueios TAP, infusão na ferida e bloqueios do QL com ou sem morfina intratecal e concluíram que todas as três técnicas anestésicas regionais são superiores a nenhuma técnica regional na ausência de morfina intratecal. Quando a morfina intratecal é administrada, a adição dessas técnicas não representa maiores benefícios.

Dipirona

A dipirona é uma droga amplamente utilizada na Europa e no Brasil, embora tenha caído em descrédito, notadamente em razão de relatos de agranulocitose e anemia aplástica associada. Um grande estudo multicêntrico[19] de base populacional mostrou que o risco excessivo de agranulocitose com dipirona é pequeno, variando de 0,2 a 1,1 por milhão. Especificamente em Israel, o risco relativo de agranulocitose foi semelhante ao do paracetamol. Quanto à anemia aplástica, o risco relativo da dipirona foi tão baixo quanto 0,7 (intervalo de confiança de 95%, 0,4-1,2), semelhante ao do acetaminofeno e consideravelmente menor do que o risco relativo da indometacina e de outros analgésicos não narcóticos. Não foram encontrados estudos de avaliação da substituição da dipirona pelo paracetamol associada aos protocolos ERAC.

Nos últimos anos, publicações têm sugerido que alguns efeitos da dipirona podem ser mediados pelo sistema endocanabinoide. A presença de metabólitos araquidonilamida da dipirona e a alta afinidade desses metabólitos pelos receptores canabinoides corroboram essas hipóteses. Uma análise computacional[20] sugeriu o metabólito da dipirona 4-metilaminoantipirina como um agonista do receptor CB1.

Possíveis mecanismos de ação quanto à contribuição do sistema endocanabinoide para os efeitos antinociceptivos dos analgésicos não opioides são:

1. podem ativar os receptores canabinoides;
2. podem reduzir a degradação endocanabinoide via inibição da FAAH e/ou COX-2;
3. podem induzir o desvio do ácido araquidônico para a biossíntese endocanabinoide;
4. podem inibir a captação celular diretamente ou por meio da inibição do óxido nítrico pela produção de sintase;
5. podem estimular a liberação de endocanabinoides.

Em resumo, a cesariana é uma cirurgia comum, mas que exige cuidados médicos e emocionais do binômio mãe-feto. A técnica ideal é aquela capaz de conferir segurança ao binômio, relaxamento muscular adequado e boa analgesia, sem efeitos colaterais e com rápida recuperação. Apesar de ainda não existir a técnica perfeita, um conjunto de medidas garante uma boa anestesia se aplicado da forma correta.

REFERÊNCIAS

1. ACOG Practice Bulletin No. 199: Use of prophylactic antibiotics in Labor and delivery. bbstet gynecol. Set;2018;132(3):e103–191.
2. L. C. Tsen, Bateman BT. Anesthesia for cesarean delivery. In: Chestnut's obstetric anesthesia: Principles and practice. 6th ed. [s. l.]: Elsevier; 2019. p. 562-620.
3. Zeng AM, Nami NF, Wu CL, et al. The analgesic efficacy of nonsteroidal anti-inflammatory agents (NSAIDs) in patients undergoing cesarean deliveries, a meta-analysis. Reg Anesth Pain Med 2016;41:763e72.
4. Felder L, Saccone G, Scuotto S, et al. Perioperative gabapentin and post cesarean pain control: a systematic review and meta-analysis of randomized controlled trials. Eur J Obstet Gynecol Reprod Biol 2019;233:98e106.
5. Monks DT, Hoppe DW, Downey K, et al. A perioperative course of gabapentin does not produce a clinically meaningful improvement in analgesia after caesarean delivery. Anesthesiology 2015;123:320e6.
6. Shalu PS, Ghodki PS. To study the efficacy of intravenous dexamethasone in prolonging the duration of spinal anesthesia in elective cesarean section. Anesth Essays Researches 2017;11:321e5.
7. Ituk U, Thenuwara K. The effect of a single intraoperative dose of intravenous dexamethasone 8 mg on post-cesarean delivery analgesia: a randomized controlled trial. Int J Obstet Anesth 2018;35:57e63.
8. Maged AM, Deeb WS, Elbaradie S, et al. Comparison of local and intravenous dexamethasone on postoperative pain and recovery after caesarean section. A randomized controlled trial. Taiwan J Obstet Gynecol 2018;57:346e50.
9. Edomwonyi NP, Osazuwa MO, Iribhogbe OI, et al. Postoperative analgesia using bupivacaine wound infiltration with intravenous tramadol or dexamethasone following obstetric spinal anaesthesia. Niger J Clin Pract 2019;20:1584e9.
10. Habibi A, Alipour A, Baradari AG, et al. The effect of adding lidocaine to patient controlled analgesia with morphine on pain intensity after caesarean section with spinal anaesthesia: a double-blind, randomized, clinical trial. Open Access. Macedonian J Med Sci 2019;7:1946e50.
11. Rahmanian M, Leysi M, Hemmati AA, et al. The effect of low-dose intravenous ketamine on postoperative pain following. Cesarean section with spinal anesthesia: a randomized clinical trial. Oman Med J 2015;30:11e6.
12. Wang J, Xu Z, Feng Z, et al. Impact of ketamine on pain management in Cesarean section: a systematic review and meta-analysis. Pain Physician 2020;23:135e48.
13. Nie Y, Tu W, Shen X, et al. Dexmedetomidine added to sufentanil patient-controlled intravenous analgesia relieves the postoperative pain after cesarean delivery: a prospective randomized controlled multicenter study. Nat Sci Rep 2018;8:9952.

14. Sharawi N, Carvalho B, Habib AS, et al. A systematic review evaluating neuraxial morphine and diamorphine associated respiratory depression after Cesarean delivery. Anesth Analgesia 2018;127:1385e95.
15. Adesope O, Ituk U, Habib AS. Local anaesthetic wound infiltration for postcaesarean section analgesia. Eur J Anaesthesiology 2016;33:731e42.
16. Sultan P, Patel SD, Jadin S, et al. Transversus abdominis plane block compared with wound infiltration for postoperative analgesia following Cesarean delivery: a systematic review and network meta-analysis. Can J Anesth 2020.
17. El-Boghdadly K, Desai N, Halpern S, et al. Quadratus lumborum block versus transversus abdominis plane block for caesarean delivery: a systematic review and network meta-analysis. Anaesthesia 2020.
18. Grape S, Kirkham KR, Albrecht E. Transversus abdominis plane block versus local anaesthetic wound infiltration for analgesia after caesarean section: a systematic review and meta-analysis with trial sequential analysis. Eur J Anaesthesiol 2022;39:244e51.
19. The International Agranulocytosis and Aplastic Anemia Study: Risks of agranulocytosis and aplastic anemia. A first report of their relation to drug use with special reference to analgesics. J Am Med Assoc 1986;256:1749–57.
20. Russo S, de Azevedo WF Jr. Computational Analysis of Dipyrone Metabolite 4-Aminoantipyrine as a Cannabinoid Receptor 1 Agonist. Curr Med Chem. 2019 .

BIBLIOGRAFIA

1. Kinsella SM, Carvalho B, Dyer RA, Fernando R, McDonnell N, Mercier FJ, et al. International consensus statement on the management of hypotension with vasopressors during caesarean section under spinal anaesthesia. Anaesthesia. 2018 Jan;73(1):71-92.
2. Van de Velde M. Low-dose spinal anesthesia for cesarean section to prevent spinal-induced hypotension. Curr Opin Anaesthesiol. 2019 Jun;32(3):268-70.
4. Caughey AB, Wood SL, Macones GA, Wrench IJ, Huang J, Norman M, et al. Guidelines for intraoperative care in cesarean delivery: Enhanced Recovery after surgery society recommendations (Part 2). Am J Obstet Gynecol. 2018 Dec;219(6):533-44.
4. Wilson RD, Caughey AB, Wood SL, Macones GA, Wrench IJ, Huang J, et al. Guidelines for antenatal and preoperative care in cesarean delivery: Enhanced recovery after surgery society recommendations (Part 1). Am J Obstet Gynecol. 2018 Dec;219(6):523.e1-e15.
5. Sutton CD, Carvalho B. Optimal pain management after cesarean delivery. Anesthesiol Clin. 2017 Mar;35(1):107-24.
6. Veef E, Van de Velde M. Post-cesarean section analgesia. Best Pract Res Clin Anaesthesiol. 022 May;36(1):83-8.

Anestesia para cirurgia fetal

Fernando Souza Nani
Vinicius Caldeira Quintão

DESTAQUE DO TEMA

1. O desenvolvimento do ultrassom e de técnicas minimamente invasivas permitiu um número cada vez maior de procedimentos e avanços nas técnicas.
2. O conhecimento da fisiologia materno-fetal, bem como suas interações com o manejo anestésico, são fundamentais para um bom desfecho.
3. Do ponto de vista farmacológico, é primordial o conhecimento dos uterolíticos e de seus efeitos indesejáveis para uma escolha adequada a cada situação.

Os procedimentos fetais apresentaram crescimento exponencial, tanto em número quanto em diversidade, principalmente nas últimas três décadas. Como pontos fundamentais que permitiram tal desenvolvimento, estão a evolução diagnóstica em medicina fetal, a evolução de materiais adaptados à anatomia fetal, o maior entendimento fisiológico materno-fetal e o aprimoramento e a difusão de novos fármacos.

A ultrassonografia, principalmente com o avanço tecnológico de seus aparelhos, possibilitou o diagnóstico cada vez mais precoce das patologias fetais e o seguimento de suas complicações, além de tornar possível o uso dessa tecnologia para auxiliar na realização dos procedimentos fetais. Soma-se à evolução do ultrassom os testes diagnósticos moleculares e genéticos, que permitem o detecção de morbidades em fases gestacionais iniciais, abrindo espaço, assim, para uma programação diagnóstica e intervencionista com maior previsibilidade – considerando-se que muitos dos tratamentos previstos apresentam uma janela de intervenção específica baseada na idade gestacional.

O maior entendimento da anatomia e da fisiologia materno-fetal, e de suas consequências para o feto, agregou grande qualidade ao manejo cirúrgico e ao desenvolvimento de novas técnicas cirúrgicas. Não apenas do desenvolvimento de microcateteres para a abordagem fetal, mas também do entendimento do perfil de segurança dos fármacos ao feto, culminaram na possibilidade de desenvolvimento de novos procedimentos que têm o intuito de melhorar a sobrevida fetal no caso de algumas patologias ou melhorar a qualidade de vida de muitos neonatos em outras.

Os aspectos ético-legais, contudo, devem nortear as condutas em tais procedimentos, nos quais deve-se avaliar os riscos maternos, a expertise da equipe multiprofissional e a viabilidade fetal adequada à instituição. Em muitas situações, a cirurgia fetal pode colocar a gestante em risco ou a abordagem cirúrgica pode levar ao óbito fetal ou abortamento. Logo, os benefícios devem ser evidentes, e o consentimento materno é fundamental.

FISIOLOGIA FETAL

Alguns detalhes da fisiologia fetal mostram-se importantes para o manejo intraoperatório. Esse entendimento é necessário para a possível demanda de anestesia fetal e ressuscitação fetal intrauterina.

O sistema hepático fetal é imaturo, por isso sintetiza de modo menos ineficiente os fatores de coagulação e as enzimas hepáticas. Os fármacos administrados por veia umbilical sofrem significativa metabolização de primeira passagem.

O débito cardíaco (DC) fetal é muito dependente da frequência cardíaca fetal (FCF), resultado da baixa complacência do músculo cardíaco; por isso, apresenta menor responsividade à pré-carga. A volemia fetal é de aproximadamente 100-160 mL/kg, o que é uma importante informação para ser possível estimar a reposição volêmica e de sangue nos casos em que há potencial de sangramento, como nas cirurgias de correção de meningomielocele ou nos tumores a serem abordados de modo intraútero pela técnica de *ex-utero intrapartum treatment* (EXIT).

Pelos fatores apresentados anteriormente, a FCF é um parâmetro muito utilizado para observar sinais de descompensação fetal nesses procedimentos. Uma maneira de otimizar essa monitorização é pela avaliação da contratilidade cardíaca fetal através da ecografia intraoperatória realizada por uma equipe especializada.

TRANSFERÊNCIA DE FÁRMACOS E ANALGESIA FETAL

A transferência de fármacos para o feto é um importante fator para a avaliação dos riscos e benefícios da utilização deles no contexto cirúrgico. Apesar de haver fármacos com passagem transplacentária restrita, não há garantia de passagem nula. Contudo, na avaliação de uso, deve-se sempre observar que a obtenção da estabilidade materna é o melhor fator primordial de proteção ao feto; e, na vigência de intercorrências com as gestantes, alguns fármacos com livre passagem transplacentária podem – e devem – ser utilizados.

Os seguintes fatores são determinantes para a transferência placentária de fármacos:

- Peso molecular < 1.000 dA.
- Gradiente transplacentário.
- Ligação proteica.
- Ionização.
- Solubilidade lipídica.

Seguem alguns exemplos de fármacos e de seus respectivos perfis para a transferência placentária (Tabela 1).

Tabela 1 Fármacos e seus perfis para a transferência placentária.

Transferência placentária restrita	Transferência placentária facilitada
Bloqueadores neuromusculares	Atropina
Glicopirrolato	Benzodiazepínicos
Heparina não fracionada	Opioides
Heparina de baixo peso molecular	Anestésicos voláteis

A resposta álgica de qualquer indivíduo envolve mecanismos nociceptivos, reflexivos e afetivos. Essas capacidades evoluem, com base no que temos de evidências atualmente, a partir de 19 semanas no componente nociceptivo, que pode ser bloqueado com opioides; 24 semanas nos componentes reflexivos, que se conectam ao sistema nervoso central (SNC); e com maior incerteza nos componentes afetivos, que talvez se desenvolvam a partir de 30 semanas. Há muita incerteza quanto ao período de formação dos mecanismos de dor no feto e a suas respectivas consequências; logo, é prudente inferir, com base nas evidências atuais, que os fetos iniciam o desenvolvimento rudimentar das vias de dor a partir de 8 a 12 semanas de gestação. Consequentemente, é provável que a melhor conduta seja manejá-los pressupondo que os fetos sintam dor em procedimentos invasivos e que o mau manejo pode trazer consequências indesejáveis.

Os opioides e anestésicos podem ser direcionados aos fetos por via intramuscular fetal direta, sistêmica materna e/ou através da veia umbilical. A avaliação dos riscos e benefícios das vias de administração deve estar em discussão para evitar diversas abordagens fetais em um mesmo procedimento, por exemplo, com muitas administrações intramusculares, além da possibilidade de complicações maternas em procedimentos sem anestesia geral, como exemplificado pela administração inadvertida de bloqueador neuromuscular (BNM) pela artéria umbilical, levando à apneia.

Salienta-se que nem todo procedimento fetal apresenta alto potencial álgico, principalmente aqueles realizados no leito placentário e no cordão umbilical, exemplificados pela ablação a laser de vasos placentários e pela transfusão intrauterina, com a justificativa de ausência de receptores álgicos nesses territórios.

ANESTESIA E NEUROTOXICIDADE AOS FETOS

Nos últimos anos, houve um aumento da preocupação com relação ao potencial neurotóxico dos anestésicos gerais em crianças pequenas e fetos durante o 3º trimestre de gestação. Na Europa, a European Society of Anaesthesiology and Intensive Care (ESAIC, Sociedade Europeia de Anestesiologia e Cuidado Intensivo) lançou uma iniciativa chamada European Safe Tots Anesthesia Research (EUROSTAR) Task Force (Força-Tarefa Europeia de Pesquisa em Anestesia Segura para Crianças) para promover pesquisa translacional sobre a neurotoxicidade da anestesia e os resultados a longo prazo após anestesia e cirurgia pediátrica. Nos EUA, merece ênfase o projeto Strategies for Mitigating Anesthesia-Related Neurotoxicity in Tots (SmartTots, Estratégias para Atenuar a Neurotoxicidade Relacionada à Anestesia em Crianças), resultante da parceria entre o US Food and Drug Administration (FDA, Administração de Alimentos e Medicamentos dos EUA) e a International Anesthesia Research Society (IARS, Sociedade Internacional de Pesquisa sobre Anestesia), para o estímulo à pesquisa sobre a possível toxicidade de anestésicos ao cérebro em desenvolvimento. Como resultado dos estudos realizados, em 2017 o FDA publicou um Drug Safety Communication (Comunicação sobre a Segurança de Medicamentos) com a aprovação de alterações de rótulo a fim de alertar sobre os possíveis riscos do uso de anestesia geral e sedação em crianças com menos de três anos e em gestantes no terceiro trimestre.

Mas as evidências de estudos clínicos não corroboram com a publicação do FDA. O principal estudo clínico, o estudo GAS, incluiu mais de 700 crianças submetidas a cirurgias da parede abdominal ainda recém-nascidas, randomizadas para anestesia geral com sevoflurano ou anestesia de neuroeixo em estado acordado. Os resultados do estudo não demonstraram associação entre uma hora de anestesia com sevoflurano no início da vida e os escores cognitivos compostos aos dois anos de idade ou o quociente de inteligência aos 5 anos, em comparação à anestesia de neuroeixo. Esse ensaio clínico é consistente com os resultados de dois outros estudos recentes em humanos, o estudo PANDA e o estudo MASK, que fornecem fortes evidências de que uma curta exposição à anestesia geral em crianças não resulta em alterações detectáveis no resultado do desenvolvimento neurológico.

Seguindo as informações apresentadas anteriormente, algumas estratégias são sugeridas para diminuir a exposição dos fetos aos anestésicos, tendo como objetivo aumentar a segurança fetal (Tabela 2).

Tabela 2 Estratégias para diminuir a exposição de fetos a anestésicos.

Tipo de anestesia/anestésico	Modificação sugerida
Anestésicos locais	Sem alteração, respeitar dose tóxica
Anestesia neuraxial	Sem alterações, manejar hipotensão
Propofol	< 3 h, > 3 h, discutir risco × benefício
Benzodiazepínicos	Substituir por opioides ou alfa-agonistas
Agentes inalatórios	< 3 h, > 3 h, discutir risco × benefício
Agentes inalatórios para tocólise	Suplementar com outros uterolíticos

TOCÓLISE

A tocólise é adotada como pilar central nos procedimentos fetais. Tem como objetivo inibir a atividade uterina desencadeada pelos estímulos cirúrgicos, e em muitos procedimentos é desejável inibir essa atividade nas primeiras 24 h. Essa decisão deve ser tomada com a equipe obstétrica.

É preciso ter em mente que o mau manejo anestésico pode ser fator preponderante para o desencadeamento de atividade uterina indesejável. Logo, todos os fundamentos de uma anestesia de boa qualidade devem ser bem observados e rigorosos para o manejo perioperatório.

Em geral, sugere-se tripla tocólise intraoperatória para os procedimentos fetais invasivos e dupla tocólise pós-operatória, principalmente nas primeiras 24 h.

Para os procedimentos de baixa complexidade e minimamente invasivos, muitas vezes a tocólise intraoperatória pode, inclusive, atrapalhar a técnica cirúrgica. Logo, deve-se discutir com a equipe cirúrgica tal necessidade. Muitas vezes, a tocólise única é tomada no pós-operatório imediato e por curto período.

PROCEDIMENTOS FETAIS

Os procedimentos fetais aumentaram muito em número e diversidade. Com a maior possibilidade de realização e complexidade, a presença do anestesiologista tornou-se cada vez mais necessária e fundamental.

Superficialmente, os procedimentos dividem-se em:

- Minimamente invasivos.
- Cirurgias a céu aberto.
- EXIT.

Tabela 3 Características de uterolíticos.

Uterolítico	Doses sugeridas	Vantagens	Desvantagens
Sulfato de magnésio	2 a 4 g de ataque 1 a 2 g/h de manutenção	Disponibilidade Baixo custo Expertise no uso Analgesia pós-operatória	Hipotensão Potencializa BNM Risco de intoxicação Efeito prolongado
Nifedipina	20 a 40 mg – 2×/dia	Possibilidade de via oral Tocólise perioperatória	Hipotensão Efeito prolongado
Terbutalina	150 mcg/h	Baixa latência Boa potência tocolítica	Ligação duradoura com receptores Efeitos cardiovasculares Efeitos hidroeletrolíticos Edema agudo de pulmão
Nitroglicerina	Bolus 50 a 200 mcg Até 10 mcg/kg/min em BIC	Baixa latência Curta duração (2 min) Titulável em bolus e em BIC	Hipotensão Necessidade de ajustes constantes
Atosiban	6,75 mg bolus 300 mcg/min por 3 h 100 mcg/min por até 45 h	Poucos efeitos colaterais Potencia compatível com Beta-agonistas	Alto custo Ação nos receptores de vasopressina Hipotensão Taquicardia Hipoglicemia Pior efetividade antes de 26 sem.
Halogenados	2 a 3 CAM da gestante	Potente tocolítico dose-dependente Efeitos anestésicos associados	Efeitos materno-fetais indiretos Uso intraoperatório

A escolha da técnica anestésica se baseará na idade gestacional, no tempo de procedimento, na complexidade do procedimento, no potencial de complicações agudas, na necessidade de tocólise intensa, na necessidade de anestesia fetal, na expertise da equipe cirúrgica, em morbidades maternas e na preferência da gestante. Vale enfatizar que, em nenhuma hipótese, a segurança materna deve ser colocada em segundo plano.

Procedimentos minimamente invasivos (Tabela 4)

Tabela 4 Procedimentos minimamente invasivos.

Procedimentos por ultrassonografia	Procedimentos por fetoscopia
Testes genéticos obtidos por sangue umbilical	Ablação de vasos placentários a laser
Transfusão intrauterina	Oclusão traqueal por balão
Valvoplastia por balonamento	Ablação de válvula de uretra posterior
Ablação por radiofrequência	Lise de banda amniótica

Esses procedimentos têm baixo potencial álgico, e a maioria deles é de curta duração. Muitos deles podem ser realizados com anestesia local, principalmente os executados com o auxílio apenas da ultrassonografia, pois, em geral, adotam punções uterinas com agulhas de fino calibre.

Nos procedimentos por fetoscopia, em geral, necessita-se de algum tipo de anestesia e opta-se pelos bloqueios neuraxiais. A decisão por raquianestesia, duplo bloqueio ou peridural fica a cargo da equipe envolvida no procedimento, avaliando e respeitando os pontos observados no início deste tópico.

A depender do tempo e da necessidade de imobilidade materna, o bloqueio neuraxial pode ser uma técnica anestésica de grande utilidade. Pode-se utilizar sedação para as gestantes; contudo, esta deve ser sempre consciente –Richmond Agitation Sedation Scale (RASS) de 0 ou -1.

Cirurgias a céu aberto (Tabela 5)

Tabela 5 Procedimentos de cirurgia fetal a céu aberto.

Correção intrauterina de meningomielocele
Ressecção de lobo pulmonar por malformações pulmonares
Ressecção de massa mediastinal
Ressecção ou citorredução de tumor sacrococcígeo

A complexidade dos procedimentos mencionados na Tabela 5 demanda muito mais atenção aos cuidados materno-fetais, e, na avaliação pré-anestésica da gestante, é preciso programar todos os passos a serem seguidos para o procedimento. As discussões devem englobar:

- Técnica anestésica.
- Monitorização intraoperatória materna e fetal.
- Fármacos anestésicos e tocólise.
- Idade gestacional, viabilidade fetal e ressuscitação neonatal.
- Peso fetal, fármacos, doses e vias de administração em caso de necessidade.
- Necessidade de reserva de sangue para a gestante e o feto.
- Unidade de encaminhamento pós-operatório.
- Analgesia, adjuvantes, tocólise e necessidade de anticoagulação pós-operatória.

A sugestão, aqui, é seguir alguns passos para facilitar o manejo perioperatório.

Avaliação pré-anestésica

Deve abranger a avaliação usual voltada para a gestante.

É importante mencionar que a avaliação das vias aéreas deve ser criteriosa, como Mallampatti, abertura bucal, flexão e extensão cervical, teste da mordida do lábio superior, distância tireomentoniana e mento-hióidea, retro/prognatismo e tamanho dos incisivos superiores, com observação de sua relação com os inferiores.

Essa avaliação precisa conter dados que possam interferir nas condutas intraoperatórias: idade gestacional, peso fetal e características anatômicas da lesão.

Tempo de jejum: 2 a 4 h para líquidos sem resíduos e 6 a 8 h para alimentos sólidos, respeitando-se as características clínicas das pacientes que possam interferir no esvaziamento gástrico e as características intrínsecas ao alimento que possam dificultar a digestão, por exemplo, o teor de gordura.

Deve-se prescrever, na manhã do procedimento, 30 min antes do horário previsto para o início da anestesia, pró-cinéticos e inibidores da bomba protônica.

- Metoclopramida: 10mg, EV, em 20 min.
- Omeprazol: 40mg, EV.

É fundamental, nos casos de cirurgia a céu aberto, checar a reserva de dois concentrados de hemácias para a cirurgia.

Preparo da sala cirúrgica

- Mesa operatória deslocada para a direita, nos casos em que houver uso de microscópio, pois o aparelho ficará à esquerda.
- Teste do aparelho de anestesia.
- Materiais de vias aéreas disponíveis e checados:

- lâminas Macintosh 3 e 4;
- tubos traqueais 7,0 a 6,0 com cuff;
- cânulas de Guedel 3 a 5;
- máscaras laríngeas, com drenagem do conteúdo gástrico n. 3 e 4;
- videolaringoscópio;
- sonda de aspiração, conectada ao vácuo e funcionante;
- coxim occipital para alinhamento do meato acústico e manúbrio do esterno; o travesseiro pode dar uma falsa impressão.

- Materiais para a prevenção de hipotermia (alvo de 36 °C):
  - termômetro esofágico;
  - manta térmica superior;
  - soluções cristaloides aquecidas ou uso de aquecedores de fluídos.

- Bombas e soluções para infusão:

Manejo anestésico

- Obter acesso venoso calibre 18 G ou 16 G.
- Monitorização: monitor de profundidade da anestesia, ECG, PANI, oximetria e monitor da profundidade do BNM.
- Medicamentos pré-indução (idealmente nos 30 min prévios à indução anestésica):
  - Cefazolina 2 g + 100 mL de SF 0,9%. Administrar mesma dose intraoperatória a cada 4 h ou conforme protocolo institucional.

- Preparo para o bloqueio de neuroeixo:
  - Sedação leve, com o objetivo de ansiólise e paciente colaborativa.
    - Opção 1: raquianestesia: morfina 100 mcg;
    - Opção 2: peridural: morfina 1 mg;
    - Opção 3: passagem de cateter peridural, apenas.

- Preparo para a indução anestésica:
  - Pré-oxigenação por máscara facial bem acoplada com O_2, 6 L/min por aproximadamente 10 min, ou até a obtenção de ETO_2 de 90% na capnometria;
  - Indução em sequência rápida, com manobra de Selick. Desfazer a manobra se houver dificuldade para visualização glótica;
  - Indução, na seguinte sequência:

  - propofol: 1 a 2 mg/kg;
  - rocurônio: 1 mg/kg ou succinilcolina 1 mg/kg;
  - remifentanil: 1 a 1,5 mcg/kg, em bolus;
  - na ausência de remifentanil, utilizar alfentanil 30 a 50 mcg/kg ou baixas doses de fentanil (3 a 5 mcg/kg) a fim de evitar períodos de hipotensão prolongada;
  - confirmar IOT por capnografia e ausculta pulmonar, fixar tubo traqueal. Ajustar ventilação para $ETCO_2$ entre 28 e 32 mmHg;
  - após IOT, tem-se um momento crítico, no qual pode ocorrer hipotensão grave da paciente, pois não haverá estímulo cirúrgico por cerca de 20-30 min por conta da preocupação da equipe cirúrgica em posicionar o feto adequadamente. Não tolerar pressão arterial sistólica (PAS) < 90% da basal.

- Preparo após indução:
  - Aplicar lubrificante nos olhos da paciente e cobri-los com fita adesiva;
  - Obter acesso venoso calibre 16 G ou 14 G no braço contralateral (opcional);
  - Obter acesso arterial com kit de punção arterial radial, com material estéril e técnica asséptica. Colher gasometria arterial com lactato (opcional);
  - Aguardar sondagem vesical pela enfermagem.

- Manejo intraoperatório:
  - Iniciar a tocólise intraoperatória;
  - manter inalatório para hipnose adequada até a exposição uterina para fora da cavidade abdominal. Após essa exposição, colocar o vaporizador em 2 a 3 CAM do inalatório escolhido, até a obtenção desses mesmos valores de fração expirada no analisador de gases:
    - Desflurano: inalatório de escolha (CAM gestante: 3,5% a 4,5%);
    - Sevoflurano: mais disponível (CAM gestante: 1,2% a 1,5%).

  - Manter relaxamento muscular profundo desde a exposição uterina até o retorno do útero para a cavidade abdominal. Nesse tempo cirúrgico, é necessário tocólise com 2 a 3 fármacos, já incluso o agente inalatório;
  - Durante todo o intraoperatório, não tolerar hipotensão, não permitir pressão arterial média (PAM) abaixo de 60 mmHg ou PAS abaixo de 90 mmHg. Sempre que houver qualquer sinal de sofrimento fetal, avaliar criteriosamente os parâmetros hemodinâmicos. Se houver necessidade, iniciar infusão contínua de vasopressores;
  - Durante o intraoperatório, é comum não se recomendar a infusão de mais de 2.000 mL de cristaloides; contudo, algumas pacientes podem necessitar

de adequação volêmica com quantidades maiores. A tocólise pode facilitar edema agudo pulmonar se o monitoramento não for adequado, observando a diurese não inferior a 0,5 mL/kg/h; logo, esse balanço deve ser criterioso e sempre individualizado;
- No fechamento da cavidade, diminuir a concentração dos anestésicos inalatórios para 1 CAM do anestésico inalatório escolhido;
- Nesse momento, iniciar a tocólise pós-operatória planejada;
- Atentar para sangramento e quantificação dele, e agir conforme as diretrizes;
- Antes da extubação, administrar adjuvantes analgésicos e antieméticos possíveis para a gestante;
- Proceder à reversão do bloqueio neuromuscular guiado pelo monitor de profundidade do BNM;
- Ao final do procedimento, coletar nova gasometria arterial (opcional).

Cuidados pós-operatórios

- Encaminhar a paciente monitorizada para a RPA ou unidade intensiva, a depender do fluxo institucional, com cateter nasal de O_2 (2 L/min).
- Dar suporte às equipes envolvidas.
- Nas pacientes com cateter peridural (opcional), avaliar a necessidade de *patient controlled epidural analgesia* (PCEA).
  - Há conflito na literatura quanto à necessidade de manter PCEA; contudo, na prática da maioria dos centros brasileiros, não se mantém essa modalidade;
  - Como sugestão aos serviços que iniciam cirurgias fetais, é indicado deixar o cateter peridural e avaliar a necessidade pós-operatória.

- Avaliação pós-anestésica no dia seguinte.

Ex-utero *intrapartum treatment* (particularidades)

No EXIT, a grande questão que se coloca como primordial é a necessidade da rápida reversão da tocólise após o clampeamento do cordão umbilical e a exigência de que os recém-nascidos estejam em boas condições para o nascimento.

A reversão da tocólise imediata tem como finalidade evitar quadros de hemorragia logo após o nascimento por hipotonia uterina, e isso tem maior possibilidade de sucesso com a utilização de uterolíticos de ação curta como a nitroglicerina e a troca de agentes inalatórios – quando indicados – por agentes anestésicos venosos sempre que possível.

A utilização de anestésicos de meia-vida curta, como o remifentanil, adicionalmente possibilita que os fetos nasçam em boas condições ou ao menos que o residual anestésico permaneça por tempo curto, e assim haja uma boa recuperação fetal.

Reanimação intrauterina fetal

Toda a equipe multidisciplinar deve estar envolvida nas medidas de ressuscitação intrauterina caso o feto apresente sinais de sofrimento. Para tal, é imperativo que sejam conhecidas as principais causas de tais manifestações:

- Compressão mecânica ou dobra do cordão umbilical.
- Contração uterina.
- Descolamento placentário.
- Hipotensão materna.
- Vasoespasmo de artéria umbilical.
- Anemia materna ou fetal.
- Hipovolemia materna ou fetal.
- Hipotermia materna ou fetal.

O diagnóstico é fundamental e deve envolver toda a equipe para que as condutas adequadas sejam tomadas, dentre elas:

- Aumento da fração inspirada de O_2 materno.
- Administração de fluídos para os casos de hipovolemia.
- Fármacos vasoativos para a correção de hipotensão, mesmo que periféricos, em bolus ou infusão contínua.
- Ajuste de tocolíticos em caso de tônus uterino aumentado.
- Avaliação e diminuição da compressão aorto-cava.
- Reposicionamento fetal pelo cirurgião.
- Aumento do volume intrauterino.

REFERÊNCIAS

1. Chatterjee D, Arendt KW, Moldenhauer JS, Olutoye OA, Parikh JM, Tran KM, et al. Anesthesia for maternal-fetal interventions: A consensus statement from the American Society of Anesthesiologists Committees on Obstetric and Pediatric Anesthesiology and Pediatric Anesthesiology and the North American Fetal Therapy Network. Anesth Analg. 2021 Apr 1;132(4):1.164-73.
2. Lee SJ, Ralston HJ, Drey EA, Patridge JC, Rosen MA. Fetal pain: A systematic multidisciplinary review of the evidence. JAMA. 2005 Aug 24;294(8):947-54.

3. Bellieni CV. Analgesia for fetal pain during prenatal surgery: 10 years of progress. Pediatr Res. 2021 May;89(7):1.612-8.
4. McCann ME, de Graaff JC, Dorris L, Disma N, Withington D, Bell G, et al. Neurodevelopmental outcome at 5 years of age after general anaesthesia or awake-regional anaesthesia in infancy (GAS): An international, multicentre, randomised, controlled equivalence trial. Lancet. 2019;393(10172):664-77.
5. Sun LS, Li G, Miller TL, Salorio C, Byrne MW, Bellinger DC, et al. Association between a single general anesthesia exposure before age 36 months and neurocognitive outcomes in later childhood. JAMA. 2016;315(21):2.312-20.
6. Warner DO, Zaccariello MJ, Katusic SK, Schroeder DR, Hanson AC, Schulte PJ, et al. Neuropsychological and behavioral outcomes after exposure of young children to procedures requiring general anesthesia: The Mayo Anesthesia Safety in Kids (MASK) Study. Anesthesiology. 2018;129(1):89-105.
7. Devoto JC, Alcalde JL, Otayza F, Sepulveda W. Anesthesia for myelomeningocele surgery in fetus. Childs Nerv Syst. 2017 Jul;33(7):1.169-75.
8. Adzick NS, Thom EA, Spong CY, Brock JW, Burrows PK, Johnson MP. A randomized trial of prenatal versus postnatal repair of myelomeningocele. 3rd ed. N Engl J Med. 2011 Mar 17;364(11):993-1.004.
9. Peralta CFA, Botelho RD, Imada V, Lamis F, Antunes DRV, Nani F et al. Fetal open spinal dysraphism repair through a mini-hysterotomy: Influence of gestacional age at surgery on childre's ability to walk. Prenat Diagn. 2021 Dec;41(13):1.634-42.
10. Chestnut D. Obstetric anesthesia: Principles and practice. 6th ed. Philadelphia: Elsevier; 2020.
11. Vicki C, Van de Velde M, Fernando R, editors. Oxford textbook of obstetric anesthesia. Oxford: Oxford University Press; 2016.

4

Anestesia para procedimentos não obstétricos na gestação

Thiago de Freitas Gomes
Fernanda Cristina Paes

DESTAQUE DO TEMA

1. A necessidade de cirurgia não obstétrica durante a gravidez é possível, com maior incidência no primeiro trimestre.
2. A anestesia deve ser cuidadosamente planejada para garantir a segurança da mãe e do feto.
3. As alterações fisiológicas na gestação, como as respiratórias e cardio-circulatórias, devem ser consideradas.
4. Drogas anestésicas geralmente não são teratogênicas, mas devem ser usadas com precaução.
5. Evitar a hipoxia e hipercapnia fetal é crucial durante a anestesia geral.
6. Procedimentos eletivos devem ser adiados sempre que possível, e o segundo trimestre é o momento mais seguro para cirurgias.
7. A escolha da técnica anestésica depende das condições clínicas da paciente e do procedimento, com monitorização contínua da mãe e do feto.

A cirurgia não obstétrica pode ser necessária em qualquer trimestre da gestação, com uma incidência de 0,75-2% ao ano, levando o anestesiologista ao desafio de cuidar simultaneamente de dois pacientes. Compreender os processos farmacológicos, as alterações fisiológicas da gravidez, ajustar o planejamento de acordo com a cirurgia específica e conhecer as comorbidades maternas são os pontos principais para a realização desse procedimento[1].

Os procedimentos eletivos devem ser adiados até que o feto tenha nascido, permitindo uma melhor segurança para o binômio materno-fetal. Entretanto, existem situações de natureza urgente ou emergente que necessitam ser abordadas com a gestação em curso[2].

As cirurgias durante a gravidez podem estar relacionadas à gestação, como cerclagem, de cisto ovariano; ou serem cirurgias de urgência, como apendicectomia, colecistectomia, de cálculos renais, de traumas (fraturas, trauma cranioencefálico)[3], necessárias em qualquer fase da gravidez, dependendo da urgência da indicação. Durante a gravidez, 42% das cirurgias ocorrem durante o primeiro trimestre, 35% durante o segundo trimestre e 23% durante o terceiro trimestre.

Ao cuidar de gestantes submetidas a cirurgia não obstétrica, anestesia segura deve ser fornecida tanto para a mãe quanto para a criança. A segurança fetal requer o evitamento de potenciais drogas teratogênicas durante o desenvolvimento fetal, a garantia da perfusão uteroplacentária adequada e a prevenção do trabalho de parto prematuro, enquanto a compreensão das adaptações dos processos fisiológicos e farmacológicos durante a gravidez é necessária para assegurar a segurança materna[4] (Quadro 1).

Quadro 1 Os 4 objetivos durante a anestesia não obstétrica na gestação.

Promover a segurança materna (através do conhecimento das alterações anatômico-fisiológicas que ocorrem na gestação)
Evitar a utilização de agentes teratogênicos
Evitar a hipóxia intrauterina
Prevenir o trabalho de parto prematuro

ALTERAÇÕES FISIOLÓGICAS DA GESTAÇÃO

As gestantes sofrem alterações importantes nos mais diversos órgãos e sistemas, e para a realização de uma anestesia segura é necessário não só estar familiarizado com essas alterações, mas também saber o momento em que elas surgem e como reagem à administração da anestesia. Inicialmente, essas mudanças são devidas às alterações hormonais, enquanto as mudanças que ocorrem no estado mais avançado da gravidez estão associadas a efeitos mecânicos do aumento uterino e do aumento das demandas metabólicas do feto, além da baixa resistência da circulação placentária[4].

Respiratória

Em razão dos elevados níveis de progesterona no primeiro trimestre da gestação, acontece um aumento do volume minuto em 50% e um aumento da ventilação alveolar em 70% próximo ao termo. Esse aumento da ventilação alveolar resulta em alcalose respiratória crônica com $PaCO_2$ em torno de 28 a 32 mmHg, pH levemente alcalino e queda dos níveis de bicarbonato.

Após o quinto mês de gestação, há a redução de 20% da capacidade residual funcional, do volume de reserva expiratório e do volume residual, em decorrência do deslocamento cefálico do diafragma causado pelo útero gravídico, resultando em diminuição da reserva de oxigênio e potencial colapso das vias aéreas.

Existem situações que podem levar a uma redução significativa da capacidade residual funcional, como: obesidade mórbida, distensão intra-abdominal perioperatória, decúbito dorsal, posição de céfalo-declive e litotomia, sendo fatores de risco para causar hipóxia na gestante e, consequentemente, hipóxia fetal.

O ganho de peso e o ingurgitamento capilar das mucosas do trato respiratório promovem um aumento do volume da língua e uma alteração da classificação de Mallampati, o que torna a gestante uma paciente portadora de via aérea difícil, comprometendo tanto a ventilação sob máscara facial quanto a intubação traqueal. A anestesia geral apresenta um risco 17 vezes maior de mortalidade quando comparada à anestesia regional, sendo a falha de intubação traqueal sua principal causa[5].

Cardio-circulatória

Um aumento significativo no débito cardíaco (DC) é observado durante a gestação por conta de aumentos da frequência cardíaca (FC) e do volume sistólico (VS), chegando a até 35% no final do primeiro trimestre e atingindo um patamar de cerca de 50% acima do basal até o final do segundo trimestre – mantendo-se assim até o momento do parto. Durante o trabalho de parto e imediatamente após o parto, o DC aumenta novamente em razão, em parte, da autotransfusão de sangue da circulação uteroplacentária de volta para a circulação materna. À medida que o DC aumenta, ocorre uma diminuição tanto na resistência vascular sistêmica (RVS) quanto na resistência vascular pulmonar (RVP). Essa alteração pode ser atribuída aos efeitos vasodilatadores da progesterona, do óxido nítrico e das prostaglandinas, que aumentam durante a gravidez. À medida que RVS e RVP caem, a pressão arterial (PA) sanguínea também cai, levando à hipotensão fisiológica da gestação, que atinge seus níveis mais baixos em 24 semanas.

O aumento do volume uterino predispõe as pacientes à compressão aorto-cava, o que pode reduzir a pré-carga e o DC, resultando em hipotensão. Isso é mais pronunciado quando as pacientes estão na posição supina[6].

A gestante apresenta uma anemia dilucional em decorrência do aumento desproporcional do volume plasmático (45%) em relação ao número de hemácias (20%). Ocorre também um aumento do fibrinogênio e de fatores da coagulação VII, VIII, X, XII, além de produtos da degradação da fibrina, levando a gestante a um quadro de hipercoagulabilidade[1].

Gastrointestinal

A inibição da musculatura lisa pela progesterona leva à diminuição da motilidade de todo o trato gastrointestinal, o que aumenta o tempo de esvaziamento gástrico e reduz o trânsito intestinal. Com a progressão do aumento do volume uterino, ocorre o deslocamento cefálico do estômago, e a gestante passa a ser considerada uma paciente de risco para aspiração do conteúdo gástrico. O aumento da produção de gastrina predispõe a um aumento do volume e da acidez gástrica, fazendo o risco de broncoaspiração aumentar a partir do primeiro trimestre[1].

Renal

Gestantes apresentam um aumento no fluxo sanguíneo renal e na taxa de filtração glomerular (TFG), chegando até cerca de 50% acima dos níveis basais. Isso leva a uma redução dos níveis séricos de ureia e creatinina sanguínea. O aumento da TFG desencadeia uma maior perda de sódio; entretanto, níveis elevados de aldosterona promovem a reabsorção de sódio e compensam esse efeito. Com isso, ocorre uma retenção considerável de água e sódio, levando a um aumento da água corporal total.

Atenção especial deve ser dada a essas alterações na administração de medicamentos que envolvem metabolismo renal. Os rins também compensam parcialmente a alcalose respiratória resultante do aumento da ventilação minuto através do aumento da excreção de bicarbonato[7].

TERATOGENICIDADE DAS DROGAS ANESTÉSICAS

A etiologia das malformações é por conta de fatores genéticos, ambientais (infecções congênitas), doenças maternas, irradiações e fármacos. Diversos medicamentos utilizados na prática clínica apresentam capacidade teratogênica reconhecida, como a carbamazepina, quimioterápicos, cumarínicos, o ácido retinoico, o inibidor da enzima de conversão da angiotensina (IECA), tetraciclinas e o lítio.

A maioria das medicações anestésicas não está incluída na categoria dos agentes com capacidade de teratogenicidade, embora estudos com animais mostrem que os facilitadores ácido gama-aminobutírico (GABA) e N-metil D-aspartato (NMDA) levam a uma neurodegeneração apoptótica difusa e uma redução de aprendizagem e memória.

Os opioides como morfina, fentanil, sufentanil, alfentanil e remifentanil não causam efeitos teratogênicos em seres humanos, podendo ser utilizados com segurança em gestantes. Doses elevadas podem levar à depressão fetal por reduzirem a variabilidade da FC. O uso crônico de opioides durante a gestação provoca dependência materno-fetal, e filhos de mães que são usuárias crônicas dessas substâncias podem apresentar síndrome de abstinência após o nascimento e devem ser tratados em ambiente de terapia intensiva para o desmame dessa medicação.

Os benzodiazepínicos podem ser utilizados principalmente na vigência de ansiedade como medicação pré-anestésica (como o midazolam e o lorazepam), uma vez que seu efeito teratogênico em humanos tem sido questionado. Alguns autores observaram aumento da incidência de lábio leporino em usuárias de diazepam nas primeiras 6 semanas de gestação.

Os anestésicos locais não apresentam teratogenicidade em humanos, mas, por conta de sua cardiotoxicidade, deve-se estar atento a seus efeitos depressores maternos, levando a hipóxia e acidose fetal. A injeção venosa acidental de anestésico local causa diminuição do fluxo sanguíneo uterino, podendo desencadear trabalho de parto prematuro.

Dentre os fármacos utilizados na indução anestésica, os barbitúricos não estão relacionados a anomalias congênitas. O tiopental na dose de 5 mg/kg promove redução do fluxo uterino em 35% durante a indução da anestesia.

Não existem dados concretos sobre a ação teratogênica do propofol em humanos, sendo o agente de escolha na indução de pacientes estáveis do ponto de vista hemodinâmico. A dose de indução deve ser reduzida em torno de 8% em relação a paciente não gestante.

O etomidato atravessa rapidamente a placenta e pode diminuir os níveis de cortisol plasmático nos recém-nascidos em cesarianas sob anestesia geral, porém não há evidências de efeitos teratogênicos em humanos. É considerado uma droga segura durante a indução da anestesia por promover estabilidade hemodinâmica, sendo utilizado para a indução de pacientes com instabilidade do sistema cardiocirculatório.

A cetamina pode ser consumida, porém doses superiores a 1 mg/kg podem levar ao aumento do tônus uterino por conta da liberação de catecolaminas. Quando administrada para anestesia em cesarianas, pode ocasionar depressão do recém-nascido, com baixos índices de Apgar.

Os agentes inalatórios, como halotano, isoflurano e sevoflurano não estão associados ao surgimento de malformações congênitas em humanos. A circulação uterina é preservada durante a inalação de 1,0 CAM a 1,5 CAM dos agentes halogenados, por conta de um mecanismo compensatório através de uma pequena diminuição na perfusão arterial materna. Concentrações superiores a 2,0 CAM administradas por tempos prolongados provocam hipotensão arterial materna grave e diminuição do fluxo sanguíneo uteroplacentário, resultando em hipóxia fetal acompanhada de bradicardia e acidose. O óxido nitroso apresenta efeito teratogênico conhecido em roedores, porém não existe evidências de teratogenicidade em humanos. Apesar disso, não se recomenda sua utilização.

Uma revisão da literatura realizada em 2017 avaliou a exposição de profissionais de saúde aos agentes inalatórios, tendo como conclusão que essa exposição não aumentou o risco de malformações nesses profissionais, mesmo em locais onde havia grande concentração ambiental e as regras de ventilação e renovação de ar não eram obedecidas. Por isso, não se pode concluir sobre a influência dos agentes inalatórios na morte fetal e nas alterações de fertilidade[13].

Os vasopressores alfa e beta-adrenérgicos são seguros e eficazes para a manutenção dos níveis pressóricos maternos durante a gestação sem prejuízo ao feto. Efedrina, metaraminol e fenilefrina podem ser utilizados com segurança.

Os bloqueadores neuromusculares atravessam a barreira placentária, porém não existe evidência de teratogenicidade em humanos. Pode haver necessidade de suporte ventilatório aos recém-nascidos de mães que receberam relaxantes neuromusculares durante anestesia geral no momento do parto. O rocurônio pode atravessar a placenta em níveis de 7-22%, dependendo de sua dose utilizada[8].

Existe uma preocupação em relação à utilização do sugamadex por sua capacidade de encapsular a progesterona e reduzir seus níveis em estudos de simulação farmacológica. Também pode haver algum efeito na decidualização endometrial no crescimento uterino no início da gravidez, na contração uterina e na integridade cervical no final da gestação. Portanto, não deve ser utilizado em pacientes gestantes, pois existe a necessidade de estudos para comprovar sua segurança. Os estudos de aborto espontâneo e teratogenicidade do sugamadex em animais têm resultados divergentes. Estudos em humanos não demonstraram total segurança quanto a sua utilização. A recomendação para a ingestão do sugamadex somente deve ser feita na situação de "não ventilo, não intubo" ou após a cesariana, pois não demonstrou complicações maternas[9].

HIPÓXIA FETAL INTRAUTERINA

A preservação da asfixia fetal consiste na preservação da PaO_2 e da $PaCO_2$ maternas e na manutenção do fluxo uterino adequado. A hipoxemia materna promove vasoconstrição da circulação uteroplacentária com queda na perfusão, acarretando hipóxia e acidose fetal grave. A hipercapnia materna causa vasoconstrição da artéria uterina e fluxo sanguíneo uterino reduzido, resultando diretamente em acidose respiratória fetal. Já acidose respiratória grave leva à depressão miocárdica. Da mesma forma, a hipocapnia resulta em redução do fluxo uterino e pode também causar acidose fetal.

Quadro 2 Drogas teratogênicas na gestação[8].

Medicamentos:
• Inibidores da ECA • Antineoplásicos • Antitireoidianos • Barbituratos • Carbamazepina • Etanol (em altas doses) • Fenitoína • Iodetos e iodo radioativo • Lítio • Misoprostol • Retinoides • Talidomida • Tetraciclina • Valproato de sódio • Vitamina A (> 18.000 UI/dia) • Warfarina

A anestesia geral consiste em um fator de risco para a gestante, em razão da maior dificuldade de manuseio das vias aéreas, sendo muito importante durante esse procedimento evitar tanto a hipocapnia como a hipercapnia, que são deletérias ao feto.

O fluxo sanguíneo uterino deve ser preservado para o bem-estar fetal. A partir da vigésima semana de gestação, o útero gravídico deve ser desviado para a esquerda (com decúbito lateral esquerdo ou colocação de coxins) durante todo o procedimento cirúrgico, assim como ser estabelecido o controle rigoroso dos parâmetros hemodinâmicos (Figura 1).

A manutenção da pressão arterial sistêmica (PAS) materna nos níveis normais durante a anestesia é de grande importância por conta da relativa dependência da circulação uteroplacentária. Uma redução na PA materna causa redução uteroplacentária do fluxo sanguíneo e isquemia fetal. Exceto sob circunstâncias de contraindicação, como insuficiência renal materna grave ou doença cardíaca, a administração de fluidos deve ser generosa e proporcional ao volume de perda sanguínea cirúrgica. Também é recomendado o uso de vasopressores para o controle da PA materna durante toda a cirurgia[10].

PREVENÇÃO DE TRABALHO DE PARTO PREMATURO

O risco do desencadeamento do trabalho de parto prematuro, principalmente nas cirurgias no terceiro trimestre de gravidez, é eminente; deve-se sempre discutir com o obstetra a necessidade da utilização de agentes tocolíticos, em particular nas cirurgias abdominais e pélvicas pela proximidade anatômica. A utilização de agentes inalatórios pode ser útil, promovendo relaxamento da mus-

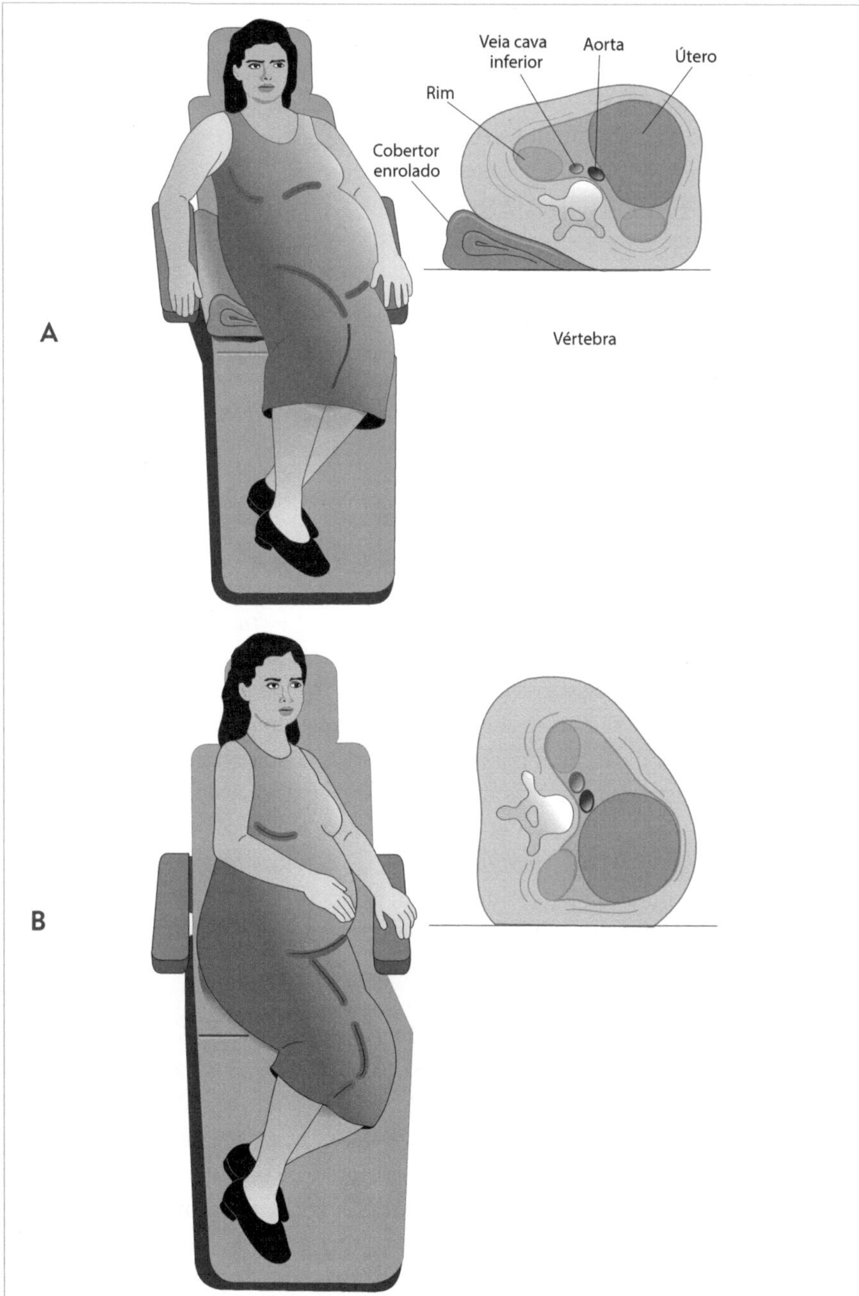

Figura 1 Deslocamento uterino para redução da compressão aortocava.

culatura uterina em geral associado a sulfato de magnésio, nitroglicerina ou atosibano (antagonista de ocitocina).

Em relação ao tipo de anestesia, nenhuma técnica está associada a alta ou baixa incidência de trabalho de parto prematuro.

CONDUTAS EM CIRURGIAS NÃO OBSTÉTRICAS NA GESTAÇÃO

Durante a avaliação pré-anestésica, é necessário obter uma história clínica detalhada para verificar as comorbidades maternas e considerar patologias que podem agregar risco no ato anestésico. A paciente deverá ser informada claramente sobre os riscos aumentados de uma anestesia no período gestacional tanto para ela como para o feto, incluindo trabalho de parto prematuro e risco de abortamento espontâneo.

Os procedimentos cirúrgicos eletivos devem ser adiados para o período após o parto, momento em que as alterações fisiológicas da gravidez retornam à normalidade depois de seis semanas de puerpério. Em situações de necessidade cirúrgica, deve-se evitar o primeiro trimestre, distanciando, dessa forma, o feto da exposição a fármacos com possibilidade de teratogenicidade. Existindo a necessidade de procedimentos de emergência, eles podem ser realizados em qualquer período da gestação.

O segundo trimestre parece ser o melhor momento para pacientes grávidas serem submetidas à cirurgia. A realização da cirurgia no segundo trimestre, após a conclusão da organogênese, minimiza o risco de efeitos teratogênicos potenciais de drogas anestésicas. À medida que o útero cresce, o posicionamento e a mobilização da paciente durante a cirurgia tornam-se mais desafiadores, além de haver maior risco de irritabilidade uterina e parto prematuro.

A técnica anestésica deve sempre ser baseada nas condições clínicas da gestante, no local da abordagem cirúrgica e na habilidade do cirurgião e do anestesiologista. A anestesia local é sempre preferencial em pacientes gestantes, evitando-se com isso a manipulação da via aérea e a exposição a agentes teratogênicos. Bloqueios de nervos periféricos ou anestesia neuroaxial são opções seguras para a cirurgia das extremidades. Uma complicação comum da anestesia neuroaxial é a hipotensão e a diminuição do fluxo sanguíneo uteroplacentário, que pode ser manejado com fluidos intravenosos e vasopressores para a PA materna ser mantida.

Em situações em que é necessária a anestesia geral, a pré-oxigenação reflete um momento de grande importância, visto que a gestante é menos tolerante à apneia secundária ao aumento do consumo de oxigênio e à diminuição da capacidade residual funcional. Com o avançar da gestação, o diâmetro orofaríngeo torna-se mais estreito por conta do edema gestacional e deve-se antecipar um tubo endotraqueal de menor diâmetro.

Os agentes anestésicos devem ser titulados para o efeito desejado, minimizando o excesso de sedação, a hipoventilação e a hipotensão. As potenciais complicações respiratórias incluem obstrução das vias aéreas e depressão respiratória, resultando em hipoxemia e hipercapnia, além da depressão dos reflexos das vias aéreas que causa broncoaspiração. Uma parturiente com idade gestacional acima de 16 a 20 semanas de gestação é considerada de estômago cheio. As complicações cardiovasculares incluem hipotensão, parada cardíaca/isquemia e arritmias.

O posicionamento da paciente durante o transporte e o ato cirúrgico em decúbito lateral esquerdo ou com o auxílio de coxins visa melhorar a compressão aorto-cava e favorecer o retorno venoso.

Recomenda-se a monitorização materna com cardioscopia, oximetria, PA não invasiva, capnografia, termômetro e monitorização hemodinâmica invasiva (em situações clínicas ou procedimentos com grande potencial de sangramento).

O batimento cardíaco fetal (BCF) deve ser monitorizado a partir da 16ª semana de gestação (fetos pré-viáveis) com avaliação pré e pós-operatória. Cardiotocografia intraoperatória é recomendada em todos os procedimentos após 22-24 semanas (fetos viáveis), sempre com preparo para a realização de uma cesariana de emergência caso houver necessidade. É importante lembrar que a monitorização fetal pode auxiliar o anestesiologista a otimizar sua paciente, e um obstetra com experiência deve conduzir o caso, visto ser comuns padrões não tranquilizadores durante os mais diversos procedimentos cirúrgicos[11].

Pelo potencial de parto prematuro em alguns procedimentos, a administração de corticosteroides deve ser considerada para pacientes com fetos prematuros, em idade gestacional viável, sendo mantida a monitorização no período perioperatório quanto a sinais ou sintomas de trabalho de parto prematuro[12].

Cirurgias laparoscópicas são consideradas seguras durante a gravidez e reduzem a morbidade em comparação com procedimentos abertos. No entanto, a insuflação de CO_2 para o pneumoperitônio pode levar a um maior risco de hipercapnia, que, associada a hipotensão e hipoxemia, tem chances de causar vasoconstrição e subsequente redução da perfusão uteroplacentária, o que desencadeia sofrimento fetal. As consequências do pneumoperitônio de CO_2 podem ser reduzidas mantendo-se pressões de insuflação entre 12 e 15 mmHg e manutenção adequada da $PaCO_2$ e da PA materna.

Quadro 3 Condutas durante a realização da anestesia geral.

Fazer a avaliação criteriosa da via aérea
Realizar pré-oxigenação adequada
Utilizar tubo orotraqueal mais fino
Indução da anestesia sequencial rápida
Manter PA materna adequada e PCO_2 entre 30-35 mmHg
Monitorização fetal contínua no intra e no pós-operatório

REFERÊNCIAS

1. Okeagu CN, Anandi P, Gennuso S, Hyatali F, Stark CW, Prabhakar A, et al. Clinical management of the pregnant patient undergoing non-obstetric surgery: Review of guidelines. Best Pract Res Clin Anaesthesiol. 2020 Jun;34(2):269-281. E. Haggerty, J. Daly. Anaesthesia and non-obstetric surgery in pregnancy, BJA Education. 2021;21(2): 42-3.
2. Siaulys M. Condutas em anestesia obstétrica; 2012:211-9.
3. Reitman E, Flood P. Anaesthetic considerations for non-obstetric surgery during pregnancy. Br J Anaesth. 2011 Dec;107 Suppl 1:i72-8.
4. Kacmar RM, Gaiser RG. Physiologic changes of pregnancy. In: Chestnut DH, Wong CA, Tsen LC, et al., editors. Chestnut's obstetric Anesthesia: Principles and practice. 6th ed. Philadelphia: Elsevier; 2019. p. 13-37.
5. Hegewald MJ, Crapo RO. Respiratory physiology in pregnancy. Clin Chest Med. 2011.
6. Sanghavi M, Rutherford JD. Cardiovascular physiology of pregnancy. Circulation. 2014 Sep 16;130(12):1.003-8.
7. Cheung KL, Lafayette RA. Renal physiology of pregnancy. Adv Chronic Kidney Dis. 2013.
8. Fisher SC, Siag K, Howley MM, Van Zutphen AR, Reefhuis J, Browne ML. Maternal surgery and anesthesia during pregnancy and risk of birth defects in the National Birth Defects Prevention Study, 1997-2011. Birth Defects Res 2020;112:162-74.
9. Noguchi S, Iwasaki H, Shiko Y, Kawasaki Y, Ishida Y, Shinomiya S, et al. Fetal outcomes with and without the use of sugammadex in pregnant patients undergoing non-obstetric surgery: A multicenter retrospective study. Int J Obstet Anesth. 2023 Feb;53:103620.
10. Minzter BH, Johnson RF, Paschall RL, Ramasubramanian R, Ayers GD, Downing JW. The diverse effects of vasopressors on the fetoplacental circulation of the dual perfused human placenta. Anesthesia & Analgesia. 2010 Mar;110(3):857-62.
11. Sletten J, Kiserud T, Kessler J. Effect of uterine contractions on fetal heart rate in pregnancy: A prospective observational study. Acta Obstet Gynecol Scand 2016.
12. ACOG Committee Opinion No. 775: Nonobstetric surgery during pregnancy. Obstet Gynecol. 2019 Apr;133(4):e285-6.
13. Warembourg C, Cordier S, Garlantézec R. An update systematic review of fetal death, congenital anomalies, and fertility disorders among health care workers. Am J Ind Med. 2017 Jun;60(6):578-90.

Cefaleia pós-punção dural na gestante e diagnósticos diferenciais

Gabriela Tognini Saba
Olympio de Hollanda Chacon Neto

DESTAQUE DO TEMA

1. A cefaleia pós-punção dural (CPPD) ocorre em 1 a cada 144 anestesias neuroaxiais. Quando relacionada à punção inadvertida de dura-máter, cerca de 50% das pacientes evoluem com CPPD e apenas um terço dos casos de acidente de punção são diagnosticados pelo anestesista.
2. O quadro típico envolve cefaleia com componente postural, porém 5% dos casos têm apresentação atípica.
3. O diagnóstico precoce divide as pacientes em dois grupos: portadoras de quadro incapacitante ou não incapacitante.
4. A terapia medicamentosa, bem como estimulação à manutenção da euvolemia, devem ser prescritos prontamente.
5. O tampão sanguíneo epidural não deve ser postergado nos quadros incapacitantes ou não incapacitantes que não melhoraram.
6. O bloqueio do gânglio esfenopalatino pode ser uma alternativa no manejo desses casos.
7. Cefaleia que muda de padrão, não melhora com a realização das medidas, ou que tem sinais neurológicos deve ter exame de imagem e interconsulta da neurologia solicitadas.
8. O acompanhamento das pacientes é fundamental.

INTRODUÇÃO

A puérpera passa por inúmeras mudanças em sua rotina, como privação de sono, ingestão alimentar inadequada, desidratação, privação do consumo de cafeína e tabaco, entre outras. Cerca de 39% dessas pacientes apresentam cefaleia, mas apenas 4,7% dos casos estão correlacionados com a anestesia, visto que pode ser reflexo de outras mudanças, como alteração de rotina ou presença de comorbidades[1]. A cefaleia pós-punção dural (CPPD) pode ocorrer após raquianestesias (a incidência varia de 0,8% a 5%) ou após a punção inadvertida de dura-máter com agulha de peridural (incidência de punção inadvertida de 0,51% a 1,5%; dessas, 50% a 80% vão evoluir com cefaleia), lembrando que um terço das perfurações da dura-máter não são reconhecidas clinicamente, ou seja, o anestesista não percebe a saída de líquido cefalorraquidiano pela agulha[2]. As consequências da CPPD variam desde prolongamento do tempo de internação, aumento do custo hospitalar, incapacidade de cuidar e amamentar o recém-nascido, depressão pós-parto, transtorno de estresse pós-traumático até cefaleia crônica, meningite bacteriana, lombalgia crônica, hematoma subdural agudo e trombose venosa central[3]. A incidência da hematoma subdural agudo após CPPD pode chegar até 1.5 para cada 100.000 partos.

DEFINIÇÃO

A International Headache Society (IHS) define CPPD como uma cefaleia que se inicia entre 48 h e 5 dias após a punção lombar e que é causada pela perda de líquido cefalorraquidiano. Pode ter associação postural (piora ao sentar-se ou levantar-se), porém 5% dos casos são atípicos quanto à localização e ao componente postural. Pode também estar associada a rigidez da nuca e/ou a sintomas auditivos. Esse quadro tem remissão espontânea em até 14 dias ou após a realização de um tampão sanguíneo epidural[4].

A patofisiologia da CPPD se deve à hipotensão liquórica. Essa perda da sustentação hidráulica do encéfalo causa tração das estruturas nervosas, levando a estímulos nociceptivos das estruturas sensitivas do crânio. Além disso, há aumento do volume sanguíneo intracraniano como reflexo para normalizar a pressão intracraniana. E a vasodilatação, por si só, também pode ativar mecanismos nociceptivos e ser o principal componente da dor.[5,6,7]

FATORES DE RISCO

Mulheres, jovens, história prévia de cefaleia, agulhas cortantes, mais que cinco perfurações da dura-máter, inexperiência do anestesiologista e obesidade são fatores de risco.

TRATAMENTO CONSERVADOR

Assim que houver suspeita de caso de CPPD, um anestesiologista deve avaliar a paciente em até 24 h, com o objetivo de caracterizar a história e definir se o quadro é incapacitante. Caso a cefaleia não seja incapacitante, podemos iniciar tratamento medicamentoso e medidas clínicas e reavaliar após 24 h. Caso contrário, está indicado *blood patch* para paciente[5] (Figura 1).

O tratamento conservador consiste em terapias de suporte, com repouso relativo, manutenção da euvolemia pela hidratação oral adequada e sem restrições quanto ao posicionamento. Uma metanálise mostrou que o posicionamento da paciente, bem como o uso de cintas abdominais, não interferem na evolução da CPPD[8]. Além disso, a hiper-hidratação está contraindicada, pois leva a uma diluição do sódio sérico e, por fim, dificulta a formação de liquor no plexo coroide pela bomba trocadora sódio/potássio. O repouso absoluto também deve ser desencorajado, uma vez que, ainda que não interfira na evolução da doença, pode aumentar a incidência de eventos tromboembólicos na puérpera.

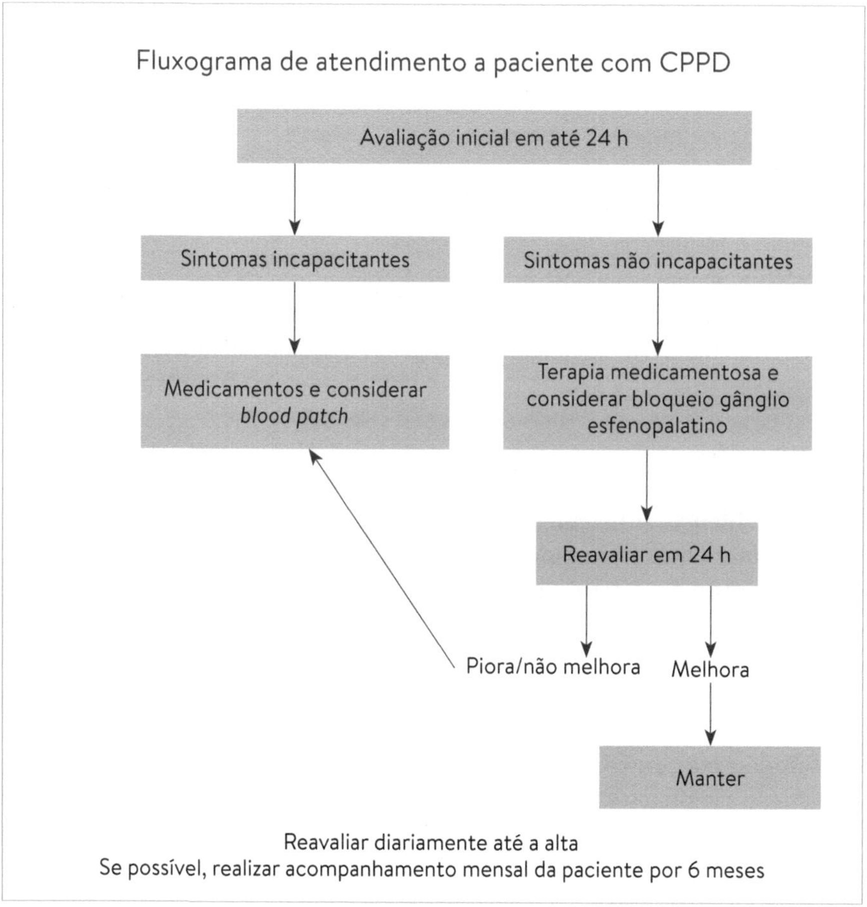

Figura 1 Proposta de protocolo de condutas.

TRATAMENTO MEDICAMENTOSO

Diversas medicações já foram testadas para controles álgidos da CPPD, porém apenas algumas se mostraram eficientes para tratamento, e nenhuma delas possui, até o momento, potencial para prevenir o desenvolvimento de CPPD em pacientes de alto risco ou então quando ocorre acidente de punção.

O tratamento medicamentoso deve ser indicado nos casos de cefaleia não incapacitante ao diagnóstico[9]:

- **Analgésicos simples como dipirona e paracetamol:** não contam com estudos comparativos com controle, porém devem ser utilizados em todas as pacientes, visto que conseguem controle álgico em 40% do tempo e com poucos efeitos colaterais, mesmo que não diminuam a chance de a paciente precisar de tampão sanguíneo epidural.
- **Anti-inflamatórios não esteroidais:** quando não contraindicados, também auxiliam no controle álgico, porém não diminuem a necessidade de tampão sanguíneo epidural.
- **Opioides:** devem ser reservados para casos de dor importante, iniciando com opioides fracos como tramadol e codeína, e mantendo-os pelo menor tempo possível, idealmente 24 h.
- **Cafeína:** agente vasoconstritor cerebral, com administração oral de 300 a 500 mg 2×/dia, sem exceder 900 mg em 24 h. Precauções deve ser tomadas com pacientes hipertensas, epilépticas e aquelas que amamentam recém-nascidos com peso inferior a 2 kg. A cafeína é importante para o controle durante 24 h após sua introdução, mas não altera o curso da doença.
- **Corticoides:** ajudam no controle álgico sem diminuir a incidência de tampão sanguíneo epidural, como hidrocortisona.
- **Sem evidência suficiente:** derivados do ergot, agonistas da serotonina tipo 1D, aminofilina, hormônio adrenocorticotrófico, desmopressina, tripanos, gabapentinoides, metilergonovina, ondansetrona, manitol, neostigmina e atropina.

TRATAMENTO INVASIVO

- **Tampão sanguíneo epidural:** o principal e mais estudo procedimento é o tampão sanguíneo epidural, também conhecido por *blood patch*, no qual até 20 mL de sangue autolólogo recém-coletado da paciente são injetados no espaço epidural, causando aumento da pressão epidural, com deslocamento de liquor cefalicamente, e formação de coágulo, com o objetivo de tamponar o vazamento de liquor. Sabe-se que essa técnica tem maior chance de sucesso quando realizada após as primeiras 24-48 h de sintomas (93% para o primeiro *blood patch* e 97% para o segundo). Quando realizado precocemente, tem maior chance de falha e necessidade de um novo procedimento. Entretanto, nos casos de dor incapacitante ou com envolvimento agudo de nervos cranianos (turvação visual, diplopia e zumbido), não se deve retardar sua realização com o objetivo de prevenir possíveis complicações. A chance de sucesso em controlar a dor total ou parcialmente com o primeiro *blood patch* varia entre 50% e 80%, e cerca de 20% das pacientes não vão relatar qualquer mudança da cefaleia mesmo realizando o procedimento. A tomografia computadorizada prévia à aplicação do tampão sanguíneo epidural está indicada quando há mudança aguda no padrão da cefaleia ou na presença de sintomas neurológicos. Cerca de 20% das pacientes vão solicitar um segundo *blood patch*. Não há consenso sobre o intervalo mínimo entre os procedimentos, porém outras causas de cefaleia devem ser excluídas primeiramente. O uso do *blood patch* profilático não é recomendado por não prevenir o surgimento da CPPD. Complicações possíveis do procedimento são lombalgia aguda, radiculopatia, aracnoidite adesiva, sintomas neurológicos transitórios, meningite bacteriana, entre outras. Contraindicações ao procedimento refletem: coagulopatia e uso de anticoagulantes, recusa da paciente, infecção sanguínea materna e patologias do sistema nervoso central com efeito de massa. Após a aplicação do *blood patch*, a paciente deve permanecer em observação em supino por 2 h, com medidas seriadas de pressão arterial (PA), oximetria e temperatura corporal. E, antes da alta hospitalar, as pacientes devem ser reavaliadas quanto à remissão da cefaleia e o surgimento de sintomas neurológicos novos.

- **Bloqueio do gânglio esfenopalatino:** bloqueia as fibras parassimpáticas pré-gangliônicas do gânglio esfenopalatino, levando à vasoconstrição cerebral. É realizado com a inserção de cotonetes embebidos em anestésico local ou apenas com solução fisiológica bilateralmente posterior à concha nasal média; eles são deixados por 15 min e há repetição do procedimento até 3 vezes consecutivas. Há bastante evidência quanto a seu uso, porém ainda não existem *guidelines* com recomendação formal para a realização rotineira do bloqueio do gânglio esfenopalatino nas pacientes com CPPD.
- **Bloqueio dos nervos occipitais maiores:** bloqueia a transmissão aferente da dor ao núcleo trigeminal caudal e reduz a sensibilização central, porém ainda há poucos estudos comprovando a eficácia da técnica e, portanto, deve ser reservada a casos muito específicos.
- **Outros com evidência insuficiente:** acupuntura, morfina intratecal, cateter intratecal, *patch* epidural com solução salina, dextran, coloide com cola de fibrina.

DIAGNÓSTICOS DIFERENCIAIS

Os diagnósticos diferenciais incluem abstinência a cafeína, migrânea, meningite bacteriana, química ou viral, sinusite, doença hipertensiva específica da gestação que evolui para eclâmpsia, pneumoencéfalo, hemotamona subdural, síndrome da encefalopatia posterior reversível (PRES)[6]. Além de refletirem diagnósticos diferenciais, algumas dessas patologias podem ser consequências da própria CPPD, como o hematoma subdural agudo como resultado da perda do arcabouço hidráulico do encéfalo e o estiramento das veias corticais, ou então PRES, que pode ser confundida com a clínica de pressão alta, cefaleia e proteinúria vista na pré-eclâmpsia. Sendo assim, quando nos deparamos com uma paciente com cefaleia atípica, severa, refratária ao tratamento, com mudança do padrão de dor associada a sintomas neurológicos, devemos nos atentar aos possíveis diagnósticos diferenciais, solicitar avaliação neurológica e, possivelmente, um exame de imagem, como ressonância nuclear magnética ou, ao menos, tomografia computadorizada.

REFERÊNCIAS

1. Goldszmidt E, Kern R, Chaput A, Macarthur A. The incidence and etiology of postpartum headaches: A prospective cohort study. Can J Anaesth. 2005 Nov;52(9):971-7.
2. Peralta FM, Wong CA, Higgins N, Toledo P, Jones MJ, McCarthy RJ. Prophylactic intrathecal morphine and prevention of post-dural puncture headache: A randomized double-blind trial. Anesthesiology. 2020 May;132(5):1045-52.
3. Guglielminotti J, Landau R, Li G. Major neurologic complications associated with postdural puncture headache in obstetrics: A retrospective cohort study. Anesth Analg. 2019 Nov;129(5):1328-36.
4. Headache Classification Committee of the International Headache Society (IHS). The International Classification of Headache Disorders, 3rd edition. Cephalalgia. 2018 Jan;38(1):1-211.
5. Russell R, Laxton C, Lucas DN, Niewiarowski J, Scrutton M, Stocks G. Treatment of obstetric post-dural puncture headache. Part 2: Epidural blood patch. Int J Obstet Anesth. May 2019;38:104-18.
6. Kuczkowski KM. Post-dural puncture headache in the obstetric patient: An old problem. New solutions. Minerva Anestesiol. 2004 Dec;70(12):823-30.
7. Gaiser R. Postdural puncture headache. Curr Opin Anaesthesiol. 2006 Jun;19(3):249-53.
8. Arevalo-Rodriguez I, Ciapponi A, Roqué-Figuls M, Muñoz L, Bonfill Cosp X. Posture and fluids for preventing post-dural puncture headache. Cochrane Database of Systematic Reviews 2016, Issue 3. Art. No.: CD009199.
9. Basurto Ona X, Osorio D, Bonfill Cosp X. Drug therapy for treating post-dural puncture headache. Cochrane Database of Systematic Reviews 2015, Issue 7. Art. No.: CD007887.

Hemorragia obstétrica

Fernanda Cristina Paes
Daniel Vieira de Queiroz

DESTAQUE DO TEMA

1. Hemorragia obstétrica é uma causa prevenível de mortalidade materna, com incidência crescente em países desenvolvidos.
2. A falta de protocolos locais, equipes treinadas e acesso rápido a banco de sangue afeta a morbimortalidade das pacientes.
3. A gestação causa alterações fisiológicas no sistema hematológico, preparando a mãe para tolerar perda de sangue durante o parto.
4. Identificar e classificar pacientes quanto ao risco de sangramento é essencial no preparo para o parto.
5. O reconhecimento precoce do sangramento e o tratamento das causas são cruciais para melhorar o prognóstico.
6. O manejo da hemorragia inclui estratégias de reposição sanguínea, com foco na correção dos níveis de fibrinogênio, além de medidas para interromper o sangramento e preservar o útero.

De acordo com a Organização Mundial de Saúde (OMS), a hemorragia obstétrica é uma das principais causas preveníveis de mortalidade materna no mundo[1]. A incidência de hemorragia pós-parto (HPP) é elevada em países subdesenvolvidos e vem aumentando nos últimos anos em muitos países desenvolvidos. As razões não são totalmente compreendidas, mas o aumento no uso de ocitocina para a indução, o trabalho de parto prolongado e o aumento das taxas de cesariana podem ser algumas das explicações para esse evento.

Ausência de protocolos locais bem definidos, equipes disponíveis e treinadas e terapia transfusional (banco de sangue de rápido acesso) são fatores que impactam diretamente a morbimortalidade dessas pacientes[2]. Assim como observamos mundialmente, no Brasil as regiões mais pobres e menos desenvolvidas apresentam as maiores taxas de mortalidade materna por HPP[3].

A HPP é definida como uma perda de sangue cumulativa maior ou igual a 1.000 mL ou perda de sangue acompanhada por sinais ou sintomas de hipovolemia dentro de 24 h após o parto, independentemente da via dele. No cenário obstétrico, o sangramento pode ser rápido e aparente, mas também pode ser intermitente e difícil de quantificar ou oculto. A agilidade no reconhecimento e no tratamento da causa da hemorragia é o fator que mais interfere na melhora do prognóstico dessas pacientes, pois permite que as ações deflagradas para o controle do quadro sejam tomadas antes mesmo que as alterações hemodinâmicas aconteçam, reduzindo tanto a morbidade como a mortalidade[4].

Programas de redução de mortalidade materna enfrentam desafios dependendo do local e das instalações. A implementação de protocolos é um processo contínuo e adaptativo e requer a parceria das instituições, dos governos e das pacientes. Os quatro pilares para melhorar os índices de mortalidade por HPP estão descritos no Quadro 1.

Quadro 1 Pilares para o manejo da HPP.

Preparo	Protocolo institucional de hemorragia, disponibilidade de recursos, avaliação de fatores de risco e planejamento do parto
Reconhecimento	Quantificação do sangramento, diagnóstico precoce, manejo ativo da terceira fase do parto
Resposta	Tratamento da causa, ressuscitação volêmica, protocolo de transfusão
Relatórios	Coleta de dados, discussões e revisão de casos

ALTERAÇÕES FISIOLÓGICAS DA GESTAÇÃO

Para prevenir e tratar a HPP, é necessário entender as alterações fisiológicas do sistema hematológico adaptativas à mãe, para tolerar o desenvolvimento e o crescimento do feto, o trabalho de parto e o parto. Durante o primeiro trimestre, há um aumento no volume sanguíneo, que continua a se expandir com rapidez durante o segundo trimestre (30%-50%) antes de atingir um nível estável nos últimos 3 meses. Ao final do terceiro trimestre, uma gestante pode chegar a ter 100 mL/kg de volume sanguíneo. Paralelamente, a quantidade de hemácias aumenta, mas em menor grau (20%), levando a uma anemia relativa por conta da hemodiluição, que atinge seu valor máximo por volta de 30 a 32 semanas de gravidez. Nos primeiros meses de gravidez, a massa de glóbulos vermelhos aumenta cerca de 18% a 25%, garantindo oxigênio suficiente para as demandas crescentes da mãe e do feto. Por conta desse estado hipervolêmico, as mulheres podem apresentar poucos sinais cardiovasculares até que 30% a 50% do volume sanguíneo seja perdido[5].

A contagem de plaquetas geralmente diminui, tanto pelo efeito dilucional quanto por causa do consumo uteroplacentário. No entanto, essa diminuição raramente é grande o suficiente para impactar o sangramento. Os fatores de coagulação também sofrem alterações significativas durante a gestação, ocorrendo aumento de vários fatores de coagulação (fibrinogênio, VII, VIII, IX, X e XII), diminuição na proteína S e inibição da fibrinólise. À medida que a gestação avança, há uma queda significativa na atividade da proteína C ativada, um importante anticoagulante. Tais alterações levam a um estado de hipercoagulabilidade, preparando a gestante para minimizar a perda sanguínea que ocorrerá no momento do parto[6].

FATORES DE RISCO

É importante para o planejamento e a mobilização de recursos identificar as pacientes em risco de complicações hemorrágicas obstétricas. A triagem pré-natal é uma forma de avaliar o risco para hemorragia, especialmente no caso de pacientes com fatores nos quais se pode intervir ainda durante o curso da gestação, como com o tratamento da anemia. Já os fatores não modificáveis, como o uso de medicamentos anticoagulantes, distúrbios de coagulação hereditários ou adquiridos (por exemplo, hemofilia, doença de von Willebrand), espectro da placenta acreta ou placenta prévia, exigem atenção em centros especializados de gestação de alto risco, para os quais a paciente deverá ser encaminhada no momento do parto[7].

Na admissão para parto eletivo ou durante trabalho de parto, toda gestante deve ser classificada quanto ao risco de sangramento, e seu preparo, nesse momento, deve ser proporcional ao risco de sangrar[7] (Quadro 2).

Aproximadamente 40% das hemorragias pós-parto ocorrem em mulheres saudáveis e classificadas com baixo risco para sangramento. Portanto, todo nascimento deve ser considerado como tendo risco, o que reforça a necessidade de vigilância e preparo das instituições que atendem gestantes para a ocorrência de uma HPP imprevisível[8].

Quadro 2 Classificação quanto ao risco de sangramento

Baixo risco	Médio risco	Alto risco
Gestação única	Cesárea anterior ou cicatriz uterina	Placenta prévia
Ausência de cicatriz uterina	Pré-eclâmpsia sem sinais de gravidade	Pré-eclâmpsia com sinais de gravidade
< 4 partos vaginais	Mioma uterino	Síndrome HELLP
Ausência de história prévia sangramento pós-parto	Distensão uterina (polidrâmnio, macrossomia fetal)	Acretismo placentário (suspeito ou confirmado)
Ausência de distúrbios de coagulação	Gestação múltipla (gemelar, trigemelar)	Sangramento ativo na admissão
	Corioamnionite	História de HPP prévia
	Multíparas	Óbito fetal
	Plaquetas 50.000-100.000	Plaquetas < 50.000
	Hb < 10; Ht < 30%	Hb < 8; Ht < 24%
	Trabalho de parto prolongado (> 24 h)	2 ou mais fatores de médio risco
	Idade gestacional < 37 sem ou > 41 sem	

Fonte: adaptado de Lagrew D. et al., 2022.
HELLP: hemólise, enzimas hepáticas elevadas e plaquetopenia

PREPARO

O preparo de cada paciente irá variar de acordo com a classificação quanto ao risco de sangramento. No entanto, é de fundamental importância que toda paciente no período periparto seja puncionada com um acesso venoso calibroso (Jelco 16 G ou 14 G). Tal medida é valorizada pelo fato de, no final do terceiro trimestre, o fluxo sanguíneo uterino poder chegar até 750 mL de sangue por minuto e, em caso de hemorragia não prevista antes, a paciente rapidamente pode apresentar choque hipovolêmico. Estar preparado com um acesso calibroso garante uma reposição volêmica mais dinâmica[7] (Quadro 3).

Exames pré-operatórios também devem ser solicitados de acordo com a história clínica. No entanto, hemoglobina, hematócrito, contagem de plaquetas, tempo de tromboplastina parcial ativada (TTPa), tempo de protrombina (TP) e fibrinogênio são os parâmetros necessários para o manejo da paciente que apresenta hemorragia. Uma coleta inicial nas pacientes de médio e alto risco antes do parto pode ajudar a guiar a terapêutica inicial em caso de sangramento.

Os casos suspeitos ou confirmados de placenta prévia associada a fatores de risco para acretismo (cesárea anterior, tabagismo, cirurgia uterina anterior, fertilização in vitro) ou acretismo placentário confirmado demandam uma discussão multidisciplinar, incluindo anestesista, obstetra, cirurgião vascular (nos casos com indicação de embolização), planejamento diferenciado e início do cuidado com dois anestesiologistas em sala.

Quadro 3 Preparo de acordo com o risco de sangramento.

Baixo risco	Médio risco	Alto risco
Acesso venoso calibroso (Jelco 16 G)	Acesso venoso calibroso (Jelco 16 G) Tipagem sanguínea	2 Acessos venosos calibrosos (Jelco 14 G) Tipagem sanguínea Reserva de 2 unidades de concentrado de hemácias

RECONHECIMENTO DO SANGRAMENTO

Durante as 40 semanas de gestação, ocorrem alterações fisiológicas que preparam a gestante para a perda sanguínea no momento do parto. A hipervolemia induzida pela gravidez protege a hemodinâmica materna durante a perda sanguínea esperada no momento do nascimento, levando a um atraso na instabilidade hemodinâmica. Sinais clássicos de choque hipovolêmico (taquicardia e hipotensão) só aparecem após grandes perdas sanguíneas. Identificar o momento em que o sangramento deixa de ser fisiológico e passa a ser classificado como HPP pode ser um grande desafio na prática diária. Para diminuir esses riscos, utilizam-se múltiplas variáveis durante o atendimento (Figura 1).

Uma das formas de avaliação é a quantificação objetiva e cumulativa das perdas sanguíneas. Deve-se pesar coágulos, compressas, campos e todos os materiais encharcados de sangue e descontar o peso seco de cada item. Cada 1 g de peso equivale a aproximadamente 1 mL de sangue. Associada a pesagem, deve-se somar o sangue coletado em frascos graduados (aspirados durante a cesária) ou em plásticos coletores com graduação utilizados no parto vaginal. A maior parte do sangramento ocorre após a dequitação da placenta; deve-se, então, estar atento aos frascos coletores para excluir a quantidade do líquido amniótico antes de quantificar o sangramento.

O monitoramento dos sinais vitais é fundamental para a avaliação hemodinâmica. No entanto, sinais iminentes de choque podem ser mascarados pelas alterações fisiológicas da gestação, tornando os sinais convencionais menos úteis. O índice de choque (IC) é obtido através da razão entre a frequência cardíaca (FC) e a pressão arterial sistólica (PAS). Ele é proposto como um marcador mais precoce do comprometimento hemodinâmico quando comparado com os sinais vitais convencionais. Quando a FC materna for maior que a PAS, o IC está alterado, sugerindo uma perda sanguínea importante com provável necessidade de transfusão sanguínea[9].

Os parâmetros laboratoriais também devem ser seriados durante o atendimento da paciente que apresenta hemorragia. Hemoglobina, hematócrito, contagem de plaquetas, TTPa, TP, fibrinogênio, cálcio ionizado e gasometria com dosagem do ácido lático devem ser realizados a cada 30 min, visto que a hemorragia obstétrica é um quadro muito dinâmico. Os testes convencionais da coagulação (TTPa, TP e fibrinogênio – pelo método de Claus) apresentam limitações, como a demora em sua realização e condições inerentes ao método que interferem na interpretação do estado da coagulação. Testes viscoelásticos, realizados a beira-leito, apresentam uma visão global da coagulação, guiando a terapêutica de maneira mais precisa e em tempo real. Infelizmente, ainda não estão disponíveis em todos os serviços; no entanto, diante de sua superioridade em relação aos testes convencionais, as instituições devem gradativamente substituí-los[10].

O *base excess* é um marcador avaliado na gasometria arterial que se altera precocemente nos casos de choque e, com o lactato, são preditores de gravidade nos quadros hemorrágicos[11]. A combinação da concentração inicial de lactato com o IC melhora o desempenho preditivo para requisitos de transfusão maciça e pode contribuir a uma rápida estratificação de risco de pacientes com HPP primária com necessidade de transfusão e maior foco em intervenções a fim de controlar o sangramento[12] (Quadro 4).

Durante os cuidados de uma paciente no pós-parto, deve-se ter especial atenção aos quadros de instabilidade hemodinâmica sem exteriorização significativa do sangramento, nos quais a grande suspeita, nesses casos, é a de HPP com sangramento no retroperitônio ou na pelve. Apesar de apresentar útero contraído e sangramento vaginal fisiológico, a paciente tem instabilidade hemodinâmica progressiva, valores de hemoglobina abaixo do esperado, distúrbio hemostático e/ou piora do perfil acidobásico. O diagnóstico se confirma com o auxílio de imagem abdominal (tomografia computadorizada) ou reabordagem cirúrgica[13].

ETIOLOGIA

Durante o atendimento de uma paciente com HPP, é de fundamental importância diagnosticar e tratar as causas do sangramento. Didaticamente, são classificadas em quatro grupos: tônus, tecido, trajeto e trombina – regra mnemônica dos 4Ts. No entanto, deve-se estar sempre atento, pois todas podem coexistir em uma mesma paciente.

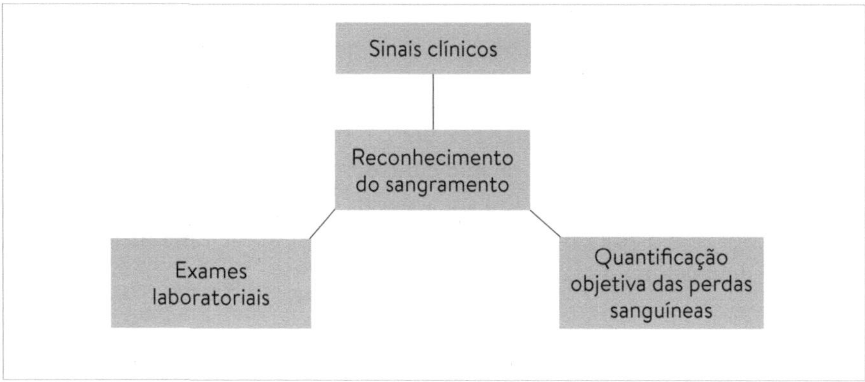

Figura 1 Reconhecimento do sangramento.

Quadro 4 Preparo de acordo com o risco de sangramento.

	Classe 1	Classe 2	Classe 3	Classe 4
Perda sanguínea (%)	< 15	Até 30	Até 40	> 40
FC (batimentos/min)	< 100	> 100	> 120	> 140
Frequência respiratória (FR)	Normal	Normal	Diminuída	Diminuída
Estado mental	Pouco ansioso	Pouco ansioso	Ansioso ou confuso	Confuso ou letárgico
IC (FC/PAS)	< 0,6	≥ 0,6 e < 1,0	≥ 1,0 e < 1,4	≥ 1,4
Excesso de bases (mmol/l)	< -2,0	-2,0 a -6	-6 a -10	< -10

Atonia uterina

É a principal causa de HPP, sendo responsável por até 80% dos casos. Apresenta-se como a incapacidade da contração uterina (miométrio) após o nascimento, levando inicialmente a um sangramento vaginal volumoso e um útero amolecido à palpação abdominal, acima da cicatriz umbilical. No entanto, a ausência de sangramento vaginal não exclui seu diagnóstico, uma vez que sangramentos volumosos podem estar retidos dentro da cavidade uterina[14].

Retenção placentária

Ocorre quando a placenta não se descola de seu sítio habitual, total (acretismo) ou parcialmente (restos placentários), por conta de sua implantação anômala. Após o parto, é necessária uma revisão cuidadosa da cavidade uterina e a retirada dos possíveis restos retidos. Em situações de acretismo, nas quais a placenta não pode ser descolada do útero, a tomada de decisão de uma histerectomia puerperal deve ser imediata.

Trauma

As lacerações no canal de parto são responsáveis por 15% a 20% dos casos, e são atribuídas principalmente a lesões perineais ou cervicais, hematomas de vulva, episiotomias ou ruptura uterina. Ocorrem com maior frequência no cenário de partos vaginais desassistidos ou partos vaginais operatórios (utilização de fórceps).

Coagulopatia

É responsável por menos de 5% dos casos de HPP. Esses casos podem se dividir em dois grupos: pacientes que apresentam histórico de doenças hematológicas prévias (por exemplo: doença de Von Willebrand, hemofilia, trombocitopenia hereditária ou gestacional) e as que apresentam uma coagulopatia por consumo de fatores de coagulação em razão de um sangramento maciço.

MANEJO DO PUERPÉRIO IMEDIATO

A administração imediata de um agente uterotônico, como a ocitocina, no momento da liberação do ombro anterior, ou logo após o nascimento do bebê (apresentação pélvica), reduz o risco de HPP em aproximadamente 66%. Também reduz o risco de hemorragia materna grave (perda de sangue > 1.000 mL) e o risco de transfusão materna em aproximadamente 66% e 65%, respectivamente[15]. Existe na literatura múltiplos protocolos de administração de ocitocina, comparando variáveis como: uso intramuscular *versus* intravenoso, dose de bolus versus bolus mais dose contínua. Deve-se ter grande atenção quanto aos efeitos colaterais da ocitocina, que são proporcionais a dose, velocidade de infusão e via de administração. Doses intravenosas de bolus de 5 a 10 unidades estão relacionadas a hipotensão grave, isquemia miocárdica[16], edema agudo pulmonar e até óbito materno[17]. As instituições devem ser encorajadas a desenvolver protocolos de administração de ocitocina de acordo com seus recursos.

Durante o atendimento da paciente obstétrica, as equipes devem manter atenção e vigilância constante em relação à contratilidade uterina. Mesmo em pacientes sem fatores de risco, avaliações periódicas, em curto espaço de tempo, podem evidenciar uma falha da terapêutica com a ocitocina e indicar a necessidade de uma segunda linha de uterotônico[14].

Existem algumas situações em que a administração exclusiva da ocitocina pode não prevenir a HPP: uso prolongado de ocitocina para a indução do parto, trabalho de parto prolongado ou corioamnionite. Nesses casos, em vez de continuar a administrar cada vez mais ocitocina, deve-se considerar a administração de um segundo agente, como metilergometrina ou misoprostol.

Uma vez que a prevenção não tenha sido suficiente, e a paciente apresente sangramento cumulativo maior que 1.000 mL ou sinais clínicos de instabilidade hemodinâmica, é preciso fazer o diagnóstico de HPP e iniciar imediatamente o tratamento e manejo desse sangramento. O retardo desse diagnóstico e do tratamento pode ser impactante no prognóstico da paciente. As instituições que atendem gestantes devem ter protocolos de atendimento a puérpera com HPP e equipes treinadas e disponíveis, incluindo uma boa comunicação com o laboratório, e banco de sangue, recursos essenciais nesses casos.

Assim que diagnosticada a HPP, deve-se realizar as medidas a seguir e parar o sangramento no intervalo de uma hora – também chamado de a "hora de ouro".

1. Providenciar um segundo acesso venoso calibroso e coletar exames (hemoglobina, hematócrito, plaquetas, fibrinogênio, TP, TTPa, cálcio iônico e gasometria com lactato, ou testes viscoelásticos, caso disponíveis) – deverão ser repetidos a cada 30 min até que o sangramento esteja controlado.
2. Iniciar reposição volêmica, inicialmente com cristaloides – dar preferência para soluções com características mais próximas do plasma (Ph, osmolaridade).
3. Administrar ácido tranexâmico assim que diagnosticada a HPP. Administração de 1 g (100 mg/mL) de ácido tranexâmico por via intravenosa (administrado durante 10 min), com uma segunda dose de 1 g por via intravenosa se o sangramento continuar após 30 min, ou se o sangramento recomeçar dentro de 24 h após a primeira dose[18].
4. Administrar uterotônicos de segunda linha (metilergometrina, misoprostol).
5. Realizar massagem uterina ou compressão uterina bimanual nos casos de atonia, até que demais medidas possam ser realizadas.
6. Corrigir o fibrinogênio se o nível sérico for menor que 200 mg/dl (pelo método de Claus) ou A5 FIBTEM < 12 mm (tromboelastometria rotacional).
7. Fazer diagnóstico diferencial e tratar a causa do sangramento: 4Ts (tônus, tecido, trajeto, trombina).

8. Considerar medidas de preservação uterina, como sutura hemostática (técnica de B Lynch[19]) ou uso do balão intrauterino (balão de Bakri), nos casos de persistência de sangramento por atonia uterina, antes da realização da histerectomia.
9. Manter a paciente aquecida (medidas ativas como manta térmica e equipamentos para aquecimento de fluídos e hemocomponentes).
10. Corrigir o déficit de cálcio – íon importante para que a contratilidade uterina ocorra, atuando como cofator no processo da coagulação.
11. Considerar iniciar a transfusão empírica (transfusão maciça) de hemocomponentes nos casos de grandes sangramentos com instabilidade hemodinâmica, em que não é possível esperar resultado dos exames laboratoriais.

REPOSIÇÃO SANGUÍNEA E HEMODERIVADOS NA HPP

As estratégias para o manejo da HPP devem considerar o ponto de partida pró-trombótico da gestante e diferenciar entre as causas de hemorragia obstétrica. A gestante ao termo apresenta aumento dos fatores de coagulação, sendo o fibrinogênio o principal deles, podendo chegar a um aumento de até 100%. Essas alterações são refletidas em TP e TTPa mais curtos e aumento da firmeza máxima do coágulo em testes viscoelásticos. O tipo, a gravidade e a rapidez do início da coagulopatia também parecem variar com a etiologia da HPP. A atonia uterina e o trauma cirúrgico ou do trato genital não são frequentemente associados a uma coagulopatia significativa, enquanto no cenário de descolamento prematuro da placenta o consumo de fatores de coagulação e plaquetas é proeminente, levando a coagulopatia importante. Deve-se ter especial atenção para a coagulopatia dilucional, que se desenvolve secundária à ressuscitação volêmica, quando os componentes do sangue são substituídos exclusivamente por soluções cristaloides. A diluição resultante de todos os fatores de coagulação afeta a geração de trombina e leva a uma queda no fibrinogênio, afetando a força do coágulo.

Preferencialmente, deve-se guiar a terapêutica por exames laboratoriais convencionais, ou, se disponíveis, testes viscoelásticos (nos quais o resultado é obtido mais rápido). No entanto, quando a magnitude do sangramento é maior do que o tempo necessário para o preparo dos hemocomponentes (tipagem e prova cruzada), além do tempo necessário para a realização e o resultado dos exames laboratoriais a fim de guiar a terapêutica, a transfusão maciça deve ser iniciada[20]. A literatura é bastante divergente quanto aos pacotes de transfusão maciça, e durante a tomada de decisões devemos levar em consideração a possível etiologia do sangramento[21]. No cenário obstétrico, o principal componente sanguíneo a ser reposto é o concentrado de hemácias, seguido da reposição de fibrinogênio. A necessidade de outros fatores de coagulação, presentes no plasma fresco congelado, é extremamente rara.

Concentrado de hemácias

A maioria dos protocolos sugere uma estratégia restritiva para manter a hemoglobina em níveis entre 7-8 g/dL (hematócrito 21%-24%). Deve-se ter especial atenção a resultados no início da HPP, na qual a paciente que ainda não foi ressuscitada volemicamente pode estar consideravelmente hemoconcentrada, o que leva algumas guidelines a recomentar o uso desse parâmetro com cautela. Nesse contexto, o uso de lactato como marcador de ressuscitação pode ser uma estratégia adequada. Em uma paciente de 70 kg, é esperado que uma única bolsa de concentrado de hemácias eleve a hemoglobina em 1 g/dL e o hematócrito, em aproximadamente 3%-4%[4].

Fibrinogênio

É o principal fator de coagulação (80% dos fatores de coagulação), e baixos níveis dele estão relacionados a maior risco de hemorragia obstétrica. Existem duas formas de reposição de fibrinogênio: através da administração do concentrado de fibrinogênio ou do crioprecipitado. A grande vantagem do concentrado de fibrinogênio é ser um produto prontamente disponível e elevar os níveis de fibrinogênio sérico de maneira mais rápida e eficaz do que o crioprecipitado, além de ser considerado um hemoderivado com maior segurança biológica. Deve-se repor fibrinogênio para atingir a meta de 200 mg/d ou A5 FIBTEM > 12 mm (tromboelastometria rotacional) na população obstétrica[22].

Plasma

Uma grande controvérsia atual no manejo da hemorragia obstétrica é a transfusão de plasma. Pacotes de transfusão maciça colocam esse componente sanguíneo como essencial; no entanto, a grande maioria das pacientes que recebem o plasma nesse momento inicial do sangramento não apresenta alteração da coagulação. A administração de plasma sem o conhecimento prévio dos níveis de fibrinogênio, TP e TTPa leva à diluição dos fatores de coagulação, como fibrinogênio circulante, FVIII e von Willebrand.

Quando houver uma alteração da coagulação significativa na qual TP e TTPa estiverem prolongados, deve-se primeiramente corrigir os níveis de fibrinogênio para somente depois considerar a transfusão de plasma. Em caso de reposição empírica, alguns autores sugerem o uso do plasma somente após a administração de seis unidades de concentrado de hemácias.

Plaquetas

É recomendado manter o nível das plaquetas acima de 50 mil/mm³ durante uma HPP. A grande maioria das pacientes não irá necessitar de transfusão de plaquetas; no entanto, é provável a necessidade disso em mulheres que tenham o diagnóstico de trombocitopenia antes da HPP ou aquelas que experimentaram situações de consumo como coagulopatia por embolia de líquido amniótico ou descolamento prematuro da placenta.

Uma unidade de aférese de plaquetas é o equivalente padrão de 5-6 unidades de plaquetas combinadas derivadas de sangue total e pode aumentar a contagem de plaquetas em uma paciente de 70 kg em aproximadamente 40-50.000/µL. As metas terapêuticas transfusionais estão resumidas na Figura 2.

Embora transfusões precoces salvem vidas e, em teoria, possam ajudar a atingir a hemostasia mais rapidamente, a aplicação de múltiplas unidades de hemoderivados pode estar associada a uma maior incidência de complicações

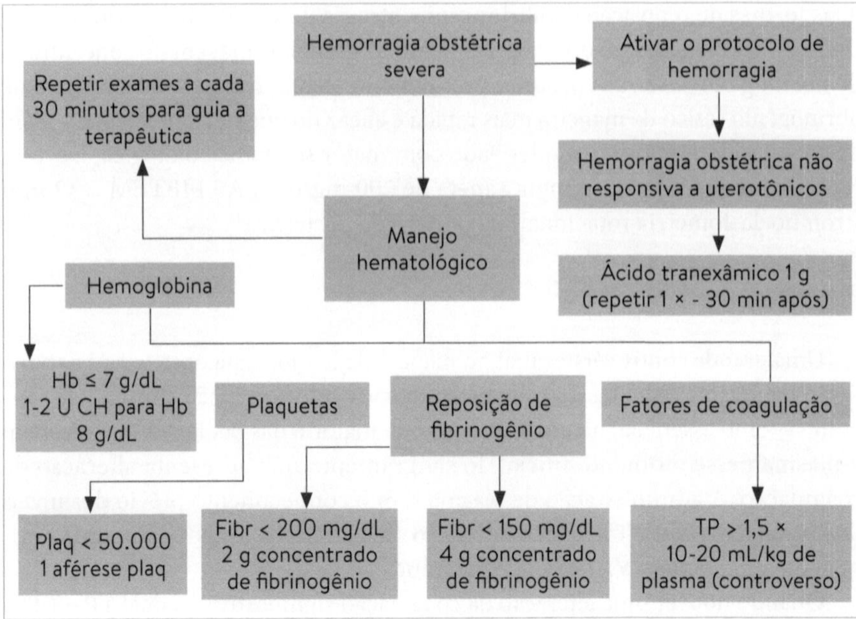

Figura 2 Metas terapêuticas transfusionais: Hb: hemoglobina; CH: concentrado de hemácias; Plaq: plaquetas; Fibr: fibrinogênio; TP: tempo de protrombina.

relacionadas à transfusão que incluem hipercalemia, toxicidade pelo citrato, imunomodulação relacionada à transfusão, sobrecarga circulatória (TACO), lesão renal, lesão pulmonar aguda (TRALI), reações não hemolíticas febris e reação transfusional hemolítica aguda. Por isso, sempre que possível, a terapia transfusional deve ser guiada por metas[23].

REFERÊNCIAS

1. Maternal mortality: Key facts. World Health Organization; 2018.
2. Say L, Chou D, Gemmill A, Tunçalp Ö, Moller AB, Daniels J, et al. Global causes of maternal death: A WHO systematic analysis. Lancet Glob Health. 2015 Jun;2(6):e323-33.
3. Costa SAL, Marques LF, Rezende BES, Oliveira BMM, Parreiras BH, Belineli BF, et al. Mortalidade materna por hemorragia no Brasil/Maternal mortality from hemorrhage in Brazil. Brazilian Journal of Health Review. 2021;4(2):4.333-42.
4. Practice Bulletin No. 183. Obstetrics & Gynecology. 2017;130(4):e168-e186.
5. Katz D, Beilin Y. Disorders of coagulation in pregnancy. Br J Anaesth. 2015 Dec;115 Suppl 2:ii75-88.
6. Bremme KA. Haemostatic changes in pregnancy. Best Pract Res Clin Haematol. 2003 Jun;16(2):153-68.
7. Lagrew D, McNulty J, Sakowski C, Cape V, McCormick E, Morton CH. Improving health care response to obstetric hemorrhage, a California maternal quality care collaborative toolkit, 2022.
8. Main EK, Goffman DMD, Scavone BM, Low LK, Bingham D, Fontaine PL, et al. National partnership for maternal safety: Consensus bundle on obstetric hemorrhage. Anesthesia & Analgesia. 2015 Jul;121(1): 142-8.
9. Lee SY, Kim HY, Cho GJ, Hong SC, Oh MJ, Kim HJ. Use of the shock index to predict maternal outcomes in women referred for postpartum hemorrhage. Int J Gynaecol Obstet. 2019 Feb;144(2):221-4.
10. Görlinger K, Pérez-Ferrer A, Dirkmann D, Saner F, Maegele M, Calatayud ÁAP, et al. The role of evidence-based algorithms for rotational thromboelastometry-guided bleeding management. Korean J Anesthesiol. 2019 Aug;72(4):297-322.
11. Berend K. Diagnostic use of base excess in acid-base disorders. N Engl J Med. 2018 Apr 12;378(15):1.419-28.
12. Sohn CH, Kim YJ, Seo DW, Won HS, Shim JY, Lim KS, et al. Blood lactate concentration and shock index associated with massive transfusion in emergency department patients with primary postpartum haemorrhage. Br J Anaesth. 2018 Aug;121(2):378-83.
13. Rafi J, Khalil H. Maternal morbidity and mortality associated with retroperitoneal haematomas in pregnancy. JRSM Open 2018;9.
14. Collis R, Guasch E. Managing major obstetric haemorrhage: Pharmacotherapy and transfusion. Best Pract Res Clin Anaesthesiol. 2017 Mar;31(1):107-24.
15. Begley CM, Gyte GM, Devane D, McGuire W, Weeks A. Active versus expectant management for women in the third stage of labour. Cochrane Database Syst Rev. 2011;(11):CD007412.
16. Jonsson M, Hanson U, Lidell C, Norden-Lindeberg S. ST depression at caesarean section and the relation to oxytocin dose. A randomized controlled trial. BJOG. 2010;117(1):76-83.

17. Lewis G, Drife J. Why mothers die 1977-1999. The confidential inquiries into maternal deaths in the United Kingdom. London, England: RCOG Press; 2001.
18. WOMAN trial collaborators. Effect of early tranexamic acid administration on mortality, hysterectomy, and other morbidities in women with post-partum haemorrhage (WOMAN): An international, randomised, double-blind, placebo-controlled trial. Lancet. 2017 May 27;389(10084):2.105-16.
19. B-Lynch C, et al. The B-Lynch surgical technique for the control of massive postpartum haemorrhage: An alternative to hysterectomy? Five cases reported. Br J Obstet Gynaecol. 1997;104(3):372-5.
20. Waters JH, Bonnet MP. When and how should I transfuse during obstetric hemorrhage? International Journal of Obstetric Anesthesia. 2021;46:102973, ISSN 0959-289X.
21. Green L, Knight M, Seeney F, et al. The haematological features and transfusion management of women who required massive transfusion for major obstetric haemorrhage in the UK: A population-based study. Br J Haematol 2016;172:616-24.
22. Vermeulen T, Van de Velde M. The role of fibrinogen in postpartum hemorrhage. Best Practice & Research Clinical Anaesthesiology. 2022;36(3-4):399-410.
23. Vasudev R, Sawhney V, Dogra M, Raina TR. Transfusion-related adverse reactions: From institutional hemovigilance effort to National Hemovigilance program. Asian J Transfus Sci. 2016;10:31-6.

7

Jejum perioperatório na gestante

Thiago de Freitas Gomes
Olympio de Hollanda Chacon Neto

DESTAQUES DO TEMA

1. Durante a gravidez, ocorrem mudanças fisiológicas que afetam o sistema gastrointestinal e aumentam o risco de aspiração do conteúdo gástrico durante procedimentos anestésicos.
2. A prática de jejum durante o trabalho de parto tem evoluído ao longo dos anos devido à melhoria na anestesia regional e no manejo da via aérea.
3. Para cirurgias cesarianas eletivas, é recomendado um período de jejum específico para alimentos sólidos, alimentos leves e líquidos claros.
4. A dieta durante o trabalho de parto varia culturalmente, mas a aspiração gástrica, embora rara, deve ser levada a sério, especialmente em gestantes de alto risco.
5. A ultrassonografia gástrica é usada para avaliar o conteúdo gástrico e determinar o risco de aspiração.
6. Considerar essas mudanças fisiológicas é fundamental para garantir a segurança de gestantes durante procedimentos anestésicos.

INTRODUÇÃO

Durante a gravidez, o organismo materno sofre profundas alterações na fisiologia de todos os seus órgãos e sistemas. Essas mudanças correspondem aos mecanismos adaptativos diante das necessidades materno-fetais; por isso, é dever do anestesiologista conhecer essas alterações para poder fornecer analgesia e anestesia seguras tanto para a mãe quanto para o feto.

O sistema gastrointestinal sofre mudanças no decorrer da gestação, como deslocamento cefálico do estômago e do piloro pelo útero gravídico, reduzindo o tônus do esfíncter esofagiano superior. Paralelamente, ocorre um aumento da secreção de gastrina placentária, que promove, por sua vez, um aumento na secreção gástrica de íons hidrogênio, reduzindo o pH gástrico das gestantes.

A maior concentração de estrógeno e progesterona reduz a motilidade de todo o trato gastrointestinal. Essas alterações, principalmente no terceiro trimestre, colocam a gestante sob alto risco de aspiração do conteúdo gástrico e de desenvolvimento de pneumonite por aspiração (síndrome de Mendelson).

Dentre as gestantes com maiores riscos de aspiração do conteúdo gástrico, estão as que apresentam:

- **Desordens do trato gastrointestinal superior:** hérnia de hiato, acalasia, fístula traqueoesofágica, divertículo de Zenker, refluxo gastroesofágico severo, obstrução intestinal e utilização de sonda nasogástrica ou nasoentérica.
- **Desordens neurológicas:** esclerose múltipla, acidente vascular cerebral (AVC) prévio, Parkinson, miastenia gravis, Guillain-Barré, alterações do nível de consciência.
- **Desordens obstétricas:** descolamento prematuro de placenta, pré-eclâmpsia, história prévia de cesariana, trombocitopenias (síndrome HELLP – hemólise, enzimas hepáticas elevadas, plaquetopenia –, dengue hemorrágica) e infecções intrauterinas.
- **Desordens anestésicas:** via aérea difícil e história de falha de intubação em procedimentos anestésicos anteriores.
- **Desordens maternas:** obesidade com índice de massa corpórea (IMC) > 40, distúrbios psiquiátricos graves e história de crises convulsivas não controladas.
- **Desordens fetais:** restrição de crescimento e cardiotocografia não tranquilizadora.

ALTERAÇÕES FISIOLÓGICAS DA GESTAÇÃO

Historicamente, até a década de 1940, as gestantes eram encorajadas a comer e a ingerir líquidos em grandes quantidades durante todo o trabalho de parto, pelo fato de esse processo demandar um gasto energético muito grande. Em 1918, o dr. Joseph Delle, um dos maiores estudiosos da época, publicou que a ingestão de alimentos evitava a fadiga no trabalho de parto, reduzindo o parto prolongado e a incidência de hemorragia puerperal.

Em 1946, Mendelson publicou um trabalho, no qual avaliou 44.000 gestantes entre 1932 e 1945 no New York Lying-In Hospital, observando a incidência de 66 casos de aspiração do conteúdo gástrico (0,15%) e a presença de duas mortes causadas pela aspiração de conteúdo sólido (0,0045%). Das pacientes que apresentaram aspiração, 21% foram submetidas a cesarianas e 79%, a partos normais, realizados com anestesia geral inalatória com éter sob ventilação espontânea e máscara de borracha preta.

Nesse trabalho, foi descrita a síndrome de aspiração do conteúdo gástrico, também conhecida como síndrome de Mendelson, na qual as pacientes apresentavam hipóxia, cianose e dispneia, podendo evoluir com febre, edema pulmonar e óbito.

Diante dos resultados observados, Mendelson apresentou as seguintes conclusões:

1. Anestesia inalatória sob máscara sem intubação deve ser abandonada em gestantes.
2. Ventilação com máscaras opacas com tiras devem ser evitadas em anestesia inalatória.
3. Mulheres devem ser desencorajadas a ingerir alimentos durante o trabalho de parto.

Por várias décadas, a partir da publicação de Mendelson, as gestantes foram privadas da ingestão de alimentos e líquidos durante o trabalho de parto. Os EUA foram um dos países com as maiores privações.

As gestantes, antes da fase ativa do trabalho de parto, podiam ingerir somente líquidos claros sem resíduos e, na fase ativa do trabalho de parto, apenas pequenos goles de água ou cubos de gelo.

Essa conduta foi adotada pelo alto índice de cesarianas sob anestesia geral e com baixa utilização de anestesia local. Também tinha o fato de as analgesias de parto serem realizadas sob anestesia inalatória com ventilação espontânea, e a maioria dos procedimentos ser efetivada por médicos não anestesiologistas.

Essa conduta restritiva leva a gestante, durante o trabalho de parto, a apresentar:

1. Desidratação.
2. Aumento da resistência periférica à insulina.
3. Cetose.
4. Lipólise.
5. Degradação proteica.
6. Aumento da resposta endócrino-metabólica ao estresse cirúrgico.

A anestesia obstétrica atual está muito diferente daquela da época de Mendelson, com redução significativa da síndrome de aspiração, principalmente pelo aumento da utilização da anestesia regional, pela melhora do cuidado anestésico, pelo melhor manejo da via aérea difícil e pela utilização de equipamentos como oxímetros, capnógrafos e dispositivos de via aérea.

As recomendações sobre as restrições alimentares durante o trabalho de parto, no entanto, variam muito entre os países e as organizações: desde nenhuma restrição a restrições de jejum completo durante todo o processo.

JEJUM PERIOPERATÓRIO

Atualmente, existe uma tendência de flexibilização da ingesta de alimentos em se tratando de anestesia obstétrica, embora haja a necessidade de novos estudos sobre o assunto.

Para a segurança da condução anestésica nas cirurgias obstétricas, devemos adotar as condutas com o jejum perioperatório indicadas a seguir.

Cesarianas eletivas

Em relação a cesarianas eletivas, é preciso de:

- 8 h para dieta completa.
- 6 h para dieta leve.
- 2 h para líquidos claros sem resíduos (água, chá, café, suco sem polpa, líquidos claros com carboidratos).

Além disso, é importante lembrar que soluções isotônicas com carboidratos podem ser benéficas.

A utilização de ultrassonografia (USG) gástrica é um ótimo recurso a beira-leito para a avaliação do resíduo gástrico, principalmente nas pacientes com alto risco para a aspiração.

Parto normal

A dieta adotada durante o trabalho de parto sofreu mudanças importantes nas últimas décadas. Apesar dessas mudanças, ainda existe uma diferença cultural muito grande em relação a sua utilização e sua recomendação mesmo em um mesmo país.

A aspiração do conteúdo gástrico, embora seja um evento raro, não deve ser subestimada, principalmente na paciente de risco, uma vez que a gestante apresenta um esvaziamento gástrico lentificado.

É fundamental lembrar que a analgesia de parto auxilia na melhora do esvaziamento gástrico.

Paciente com alto risco de aspiração do conteúdo gástrico

É recomendada dieta com líquido claro sem resíduos ao iniciar o trabalho de parto pelo risco elevado de cesariana e maior possibilidade da demanda por anestesia geral.

Paciente com baixo risco de aspiração do conteúdo gástrico

Deve-se permitir dieta leve para a gestante durante o trabalho de parto, principalmente nos períodos iniciais.

Ao detectar qualquer aumento do risco de cesariana, deve ser realizada mudança da dieta para um líquido claro sem resíduos.

A ingestão de soluções com carboidratos pode ser benéfica, e a utilização da USG gástrica é útil na avaliação das pacientes que serão submetidas a cesariana de urgência, principalmente sob anestesia geral.

AVALIAÇÃO DO CONTEÚDO GÁSTRICO POR ULTRASSONOGRAFIA

Durante a gestação, o aumento dos níveis de progesterona induz ao relaxamento do esfíncter esofagiano inferior; ocorre o aumento da pressão intra-abdominal e a cranialização do estômago pelo volume do útero gravídico, além da presença de gastroparesia pelo trabalho de parto. A ultrassonografia gástrica permite a avaliação qualitativa e quantitativa do conteúdo gástrico, assim como uma probabilidade alta ou não de aspiração.

Técnica

Um aparelho de USG com um probe curvilíneo de baixa frequência (2-5 Hz) deve ser utilizado. Classicamente, há duas janelas na Ultrassinografia gástrica, com a paciente em posição supina e em decúbito lateral direito (DLD); contudo, por conta da compressão aortocaval pelo útero gravídico no terceiro trimestre, deve-se adotar duas posições: 45° semirrecumbente e DLD semirrecumbente (Figura 1).

O exame se inicia com o probe em posição sagital, na linha mediana, acima da cicatriz umbilical, fornecendo imagem de secção transversal do antro gástrico. O antro gástrico é a região de melhor visualização, além de correlação com o volume gástrico × área de secção transversal (AST) forte, tanto em posição supina quanto em DLD (estudos em pacientes não gestantes).

Classicamente, ao posicionar a paciente e adquirir imagem, o antro gástrico estará profundo e inferior ao lobo hepático esquerdo e acima da aorta. Contudo, a

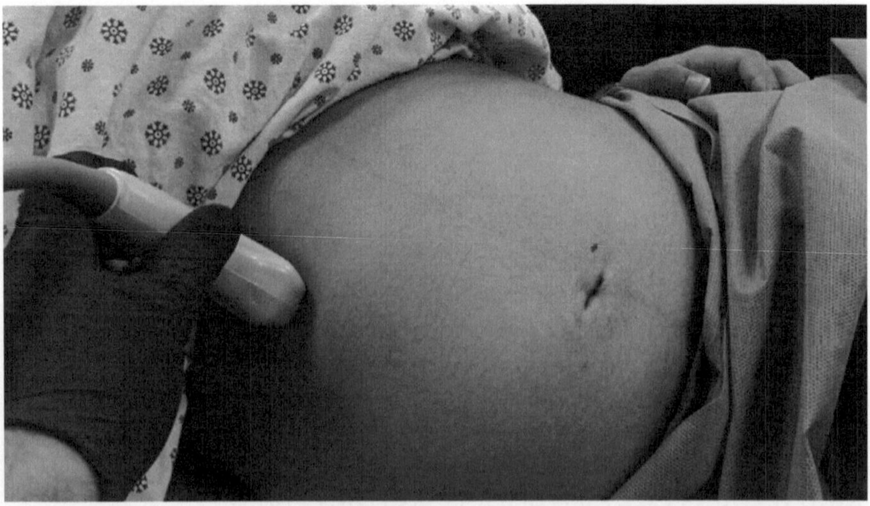

Figura 1 Imagem do posicionamento correto do probe curvilíneo, orientado cranialmente, na gestante em DLD semirrecumbente, para a avaliação de conteúdo gástrico.

visualização desta na paciente gestante não é usual. As imagens devem ser obtidas inicialmente em 45° semirrecumbente e, em seguida, em DLD semirrecumbente.

A aquisição pode ser tornar um pouco difícil na gestante, por conta do aumento fisiológico da frequência respiratória (FR) – pode-se solicitar a ela que prenda a ventilação em inspiração. O antro, no terceiro trimestre, pode estar mais cefalizado e deslocado para a direita. A fim de facilitar o exame, pode-se solicitar à paciente que mantenha os membros inferiores estendidos, a fim de tentar reduzir a cefalização uterina.

Interpretação do exame – avaliação qualitativa

Podem-se obter as seguintes imagens do estômago: vazio, com presença de líquido sem resíduo, com presença de líquido denso/com resíduo, com presença de sólidos.

O antro gástrico, quando vazio, tem uma aparência de folhetos justapostos, com diferentes ecogenicidades, apresentando aspecto ovoide tanto em decúbito lateral quanto em posição supina (*bull eye*). Após a ingesta de líquido claro, o antro exibe forma distendida e hipoecogênica, alargando-se principalmente na mudança de posição de supino para DLD. Na presença de fase gasosa no líquido (água com gás, refrigerantes, efervescentes), pode-se observar a interface gás-mucosa na parede anterior, com o líquido depositado na parede posterior e movendo-se para áreas dependentes na mudança de decúbito. A presença de sólidos garante um aspecto de "vidro fosco".

A avaliação qualitativa é a mais prática e adotada, sendo a graduação de Perla a mais popular. O sistema estratifica as imagens em quatro níveis, 0, 1, 2 e 3, dependendo do que é visualizado em cada posição (Tabela 1).

Tabela 1 Graduação de Perla.

Grau	Descrição
0	Antro gástrico vazio observado tanto em posição semirrecumbente quanto em DLD semirrecumbente
1	Antro gástrico vazio observado em posição semirrecumbente, porém fluido claro observado em DLD semirrecumbente
2	Fluido claro observado tanto em semirrecumbente quanto em DLD semirrecumbente
3	Presença de fluido com resíduo ou sólido

Em pacientes não gestantes, o grau 1 corresponde a um volume gástrico < 100 mL em 75% dos casos. Portanto, o grau 0 e o grau 1 apresentam baixo risco de aspiração. No grau 2, há volume > 100 mL em 75% da população, com um alto risco, portanto, de aspiração. No grau 3, há um alto risco de aspiração.

Interpretação do exame – avaliação quantitativa

A avaliação quantitativa é realizada quando há a presença de líquidos claros no antro gástrico, visto que a mensuração da AST gástrica mostra forte correlação com o volume gástrico. A área pode ser obtida traçando-se a área de secção do antro ou medindo-se a área da elipse através dos eixos dos dois diâmetros obtidos (AST = D1xD2xπ/4).

Secreções gástricas fisiológicas apresentam volumes menores do que 1,5 mL/kg de líquidos sem resíduo. Volumes > 1,5 mL/kg indicam alto risco de aspiração.

Para se obter o volume em pacientes gestantes, pode-se utilizar estas fórmulas: V = 327,1 + 215,2 x logAST(dld) ou V = 0,24 x AST(dld) - 54,9. É essencial lembrar que a AST é medida em DLD nesses casos[8].

REFERÊNCIAS

1. Girish P Joshi, Basem B Abdelmalak, Wade A Weigel, Monica W Harbell, Catherine I Kuo, Sulpicio G Soriano, et al. 2023 American Society of Anesthesiologists Practice guidelines for preoperative fasting: Carbohydrate-containing clear liquids with or without protein,

chewing gum, and pediatric fasting duration – A modular update of the 2017 American Society of Anesthesiologists Practice guidelines for preoperative fasting. Anesthesiology 2023 Feb 1;138(2):132-51.

2. Palmer CM, Jiang Y. Limiting oral intake during labor: Do we have it right? Anesthesiology. 2022 Apr 1;136(4):528-30.
3. Sperling JD, Dahlke JD, Sibai BM. Restriction of oral intake during labor: Whither are we bound? Am J Obstet Gynecol. 2016 May;214(5):592-6.
4. Bouvet L, Schulz T, Piana F, Desgranges FP, Chassard D. Pregnancy and labor epidural effects on gastric emptying: A prospective comparative study. Anesthesiology. 2022 Apr 1;136(4):542-50.
5. Sherwin M, Katz D. Using gastric ultrasound to assess gastric content in the pregnant patient. BJA Educ. 2021 Nov;21(11):404-7.
6. Kruisselbrink R, Gharapetian A, Chaparro LE, Ami N, Richler D, Chan VWS, et al. Diagnostic accuracy of point-of-care gastric ultrasound. Anesth Analg. 2019 Jan;128(1):89-95.
7. Van de Putte P, Perlas A. Ultrasound assessment of gastric content and volume. Br J Anaesth. 2014 Jul;113(1):12-22.
8. Arzola C, Perlas A, Siddiqui NT, Carvalho JCA. Bedside gastric ultrasonography in term pregnant women before elective cesarean delivery: A prospective cohort study. Anesth Analg. 2015 Sep;121(3):752-8.

Manejo da hipotensão em anestesia obstétrica

Alexandre Dubeux Dourado
Gabriela Tognini Saba

DESTAQUE DO TEMA

1. Gestantes, principalmente aquelas com idade gestacional mais avançada, têm maior tendência a desenvolver hipotensão gestacional após um bloqueio de neuroeixo.
2. Medidas como desvio uterino para a esquerda, coloading com cristaloides ou uso de antagonistas 5-HT3 podem ter efeito benéfico no controle da pressão arterial (PA), porém sua eficácia é limitada.
3. Drogas vasopressoras consistem na melhor medida de prevenção e tratamento da hipotensão induzida por anestesia obstétrica.
4. Embora muito popular, o uso de efedrina está relacionado a piores desfechos maternos e fetais, quando comparado a drogas com maior efeito alfa-agonista (fenilefrina, metaraminol ou norepinefrina).
5. Reduções agudas na frequência cardíaca (FC) estão associadas a queda do débito cardíaco (DC) e devem ser evitadas.

INTRODUÇÃO

Hipotensão arterial é um evento comum na anestesia de neuroeixo, tanto na raquianestesia (anestesia subaracnóidea) quanto em bloqueios epidurais extensos. Na paciente obstétrica, tal complicação torna-se mais significativa tanto pela frequência e pela intensidade de sua ocorrência como pelo potencial deletério de tal evento para o bem-estar materno e fetal[1,2,3].

Fisiologicamente, ocorre vasodilatação periférica desde o início da gestação por conta dos níveis aumentados de prostaglandinas, progesterona estrogênio e relaxina, chegando a uma queda na resistência vascular de 40%. Essa vasodilatação resulta em um estado de hipovolemia relativa, compensada pela ativação do sistema renina-angiotensina-aldosterona (SRAA), e leva à retenção de água e sódio. Tal retenção desencadeia anemia dilucional e consequente aumento na frequência cardíaca (FC) basal e no volume sistólico. Ainda assim, a elevação do volume plasmático parece não ser suficiente para balancear a queda na resistência vascular periférica, gerando uma queda na PA durante uma gestação normal[4].

> Em uma gestação não patológica, a gestante está praticamente no limite da resposta compensatória cardíaca à vasodilatação mediada por hormônio. E qualquer intervenção anestésica que promova vasodilatação adicional causará hipotensão arterial clinicamente significativa.

Não há uma definição universal dos critérios para o diagnóstico de hipotensão arterial materna. Os trabalhos que abordam o tema geralmente utilizam como parâmetro a pressão arterial sistólica (PAS), sendo uma redução na PAS basal de 10% a 20% ou valor absoluto de PAS < 100 mmHg utilizados como critério diagnóstico para tal evento. A manutenção de valores de PAS > 90% a 80% do valor basal está relacionada a uma menor taxa de náuseas e vômitos[4,5].

Os bloqueios neuroaxiais estão associados a uma queda na pressão arterial sistêmica (HAS) pelo bloqueio de fibras nervosas simpáticas, levando a uma redução no tônus da musculatura lisa vascular que resulta em vasodilatação arterial e venosa, reduzindo tanto a pré-carga como a pós-carga. Por conta de sua rápida instalação e extenso bloqueio de fibras simpáticas, tal efeito hipotensivo é mais evidente quando a técnica utilizada é a raquianestesia[1,4,5].

Algumas variáveis podem influenciar positiva ou negativamente, na gênese, a hipotensão arterial durante a anestesia neuroaxial na gestante. Por exemplo: mulheres com pré-eclâmpsia tendem a desenvolver menos hipotensão após raquianestesia do que gestantes saudáveis[5]. Já fatores como compressão aortocaval, desidratação/hipovolemia e bloqueios de instalação rápida e extensa potencializam a queda pressórica[4].

Com o avançar da gestação (geralmente após 20 semanas de idade gestacional), o útero gravídico exerce compressão extrínseca na veia cava inferior, principalmente quando a gestante está em posição supina. Tal compressão venosa pode resultar em queda súbita na pré-carga e no débito cardíaco (DC). Em 90% das gestantes, essa obstrução ao retorno venoso é compensada pelo aumento do fluxo sanguíneo na veia ázigo; assim, apenas 10% das gestantes sofrerão com a síndrome da hipotensão supina[4].

Afora o componente vascular, alterações na FC contribuem para o agravamento da queda da pressão arterial (PA) e do DC. Níveis altos de anestesia resultam em bloqueio de fibras cardioaceleradoras. Além disso, a redução do enchimento ventricular direito ativa mecanorreceptores na parede cardíaca, desencadeando o reflexo vagal de Bezold-Jarisch, o que pode levar a rápidas e intensas bradicardia e vasodilatação. Pode até mesmo resultar em colapso cardiovascular[4,5].

Episódios de hipotensão materna são associados a sintomas maternos como náuseas, dispneia e agitação, podendo chegar, inclusive, a alteração na consciência, aspiração pulmonar e parada cardiorrespiratória. Já a nível fetal, a redução do fluxo sanguíneo uterino reduz diretamente a perfusão uteroplacentária, podendo resultar em hipóxia fetal, acidose e lesão fetal com redução nos escores de Apgar[1,4,5].

Náuseas e vômitos são sintomas comuns que indicam hipotensão durante anestesia neuroaxial; tais eventos podem ser justificados por algumas hipóteses, como: isquemia gastrointestinal pela redução da perfusão esplâncnica ou isquemia do centro do vômito no tronco cerebral[1,6].

Dentre as estratégias de prevenção à hipotensão, algumas medidas ganham destaque nesse contexto: postural, expansão de volume intravenoso, uso de vasopressores profiláticos e antagonistas 5-HT3[5,7].

O DESVIO UTERINO

Considerando o papel da compressão aortocaval como agravante na gênese da hipotensão materna, o deslocamento uterino para a esquerda pode ser um procedimento benéfico na tentativa de manutenção do retorno venoso. A descompressão da veia cava pode ser obtida através do desvio manual do útero para a esquerda, ou pela colocação de uma cunha abaixo do quadril direito da paciente. Uma inclinação de 15° está correlacionada com valores mais altos de pH umbilical[4,5].

EXPANSÃO VOLÊMICA: *PRELOADING* E *COLOADING*

A expansão volêmica pode ser dividida quanto ao momento (*pre* ou *coloading*) e quanto ao tipo de solução infundida (cristaloide ou coloide).

O *preloading*, quando usado com soluções cristaloides (30 mL/kg), parece ter eficácia limitada, não justificando o atraso da cirurgia para sua realização[8,9]; já a infusão de 500 a 1.000 mL de hidroxietilamido em esquema de *preloading* parece ter efeito positivo no DC.[4,5,10] Quando se usa exclusivamente cristaloides, uma rápida infusão (20 mL/kg) após a aplicação da raquianestesia parece reduzir episódios de hipotensão arterial, porém estudos abordando essas intervenções são controversos. O *coloading* de coloides parece ter o mesmo efeito no DC quando comparado ao coloading de cristaloides[4,5].

Pelo alto custo e pelos efeitos adversos, os coloides têm utilização limitada. O *coloading* de soluções cristaloides isotônicas (15-20 mL/kg) é uma alternativa razoável ao anestesista que deseja otimizar seu manejo da hipotensão arterial na cesariana.

ANTAGONISTAS 5-HT3

O reflexo de Bezold-Jarisch inclui a tríade bradicardia, hipotensão e apneia, sendo ativado por mecanorreceptores e quimiorreceptores sensíveis à serotonina. A bradicardia resultante da ativação vagal tem o potencial de agravar a hipotensão. Estudos em animais mostram que antagonistas 5-HT3 podem reduzir esse reflexo. O uso profilático de ondansetrona 4-8 mg, ou ganissetrona 3 mg, mostrou-se eficaz em reduzir tal reflexo em pacientes submetidas a raquianestesia para cesariana[4,10].

VASOPRESSORES

Tendo em vista a eficácia limitada de outras intervenções (expansão volêmica, desvio uterino, uso de antagonistas 5-HT3), o uso de vasopressores permanece como pedra angular na prevenção e no tratamento da hipotensão arterial induzida pela anestesia de neuroeixo para cesariana[1].

Infusões contínuas objetivam um controle pressórico mais próximo ao basal[1]. Porém, por conta do caráter dinâmico da cesariana, infusões fixas de vasopressores podem ter efeito insatisfatório, resultando em episódios de hipotensão ou hipertensão. Nesse caso, são necessárias alterações de velocidade de infusão (redução ou aumento) ou uso de bolus adicionais de vasopressores[5].

EFEDRINA

De alta popularidade, a efedrina é um vasopressor com atividade direta e indireta e atividade alfa e beta. Historicamente, o uso da efedrina tem sido baseado em estudos que avaliaram seus efeitos positivos no fluxo sanguíneo uterino em cobaias animais nas quais foi evidenciado menor vasoconstrição uteroplacentária, porém tal fato parece não ocorrer em humanos[1,4].

Com alta transferência placentária, a efedrina provoca ativação adrenérgica no feto, levando a efeitos adversos fetais, como redução do pH e elevação dos níveis umbilicais de glicose, lactato e catecolaminas. Tais achados parecem ser mais importantes quando a efedrina é feita em infusão contínua e não demonstram alterar os escores de Apgar no 1º ou no 5º minuto[4]. Mesmo sendo relacionada a níveis mais baixos de pH fetal, o papel da efedrina como potencial causador de acidose fetal (pH < 7,2) ainda é controverso[4,11].

FENILEFRINA

Vasopressor com forte atividade alfa-agonista, a fenilefrina é considerada atualmente o vasopressor de escolha ao manejo da hipotensão durante a raquianestesia para cesariana. A fenilefrina conseguiu grande aceitação na anestesia obstétrica por conta de estudos que mostraram melhores valores na gasometria de sangue colhido do cordão umbilical quando comparados aos da efedrina[4]. Além de maior eficácia no tratamento da vasodilatação induzida pelo bloqueio simpático, a fenilefrina também possui uma menor taxa de transferência placentária quando comparada à da efedrina, resultando em menos feitos fetais (redução de pH arterial umbilical ou *base excess* fetal)[1,4]. Pelo melhor controle pressórico, efeitos adversos maternos como náuseas e vômitos são mais bem gerenciados com fenilefrina do que com efedrina[1].

Sua principal desvantagem é a alta taxa de bradicardia reflexa associada a seu uso, já que o aumento súbito na PA induzido por sua atividade alfa-agonista pode ativar barorreceptores responsáveis por reflexos parassimpáticos. Tal redução aguda da FC pode levar a uma queda no DC, sendo necessário o uso de outros vasopressores que tenham atividade beta-agonista ou de anticolinérgicos em mais de 20% das pacientes[1,4,12]. A velocidade de infusão de fenilefrina entre 25-100 mcg/min parece eficaz em reduzir os episódios de hipotensão, sendo doses de 25-50 mcg/min menos relacionadas a picos hipertensivos.

NOREPINEFRINA

Catecolamina de atuação direta com forte ação alfa-agonista e fraca ação beta--agonista, a norepinefrina vem despontando como alternativa ao uso de efedrina e fenilefrina. Por ter atividade beta-agonista, está menos relacionada a episódios de bradicardia e redução do DC que a fenilefrina[1,2]. Ao mesmo tempo que análises gasométricas de sangue do cordão umbilical mostram um perfil superior ao da efedrina e muito próximo (ou superior) ao da fenilefrina[1,4,12]. Seu uso em soluções diluídas em acesso venoso periférico durante cesarianas é seguro, seja em infusão contínua (de 0,025 a 0,075 mcg/kg/min) ou em pequenos bolus (de 4 a 8 mcg)[2,4,12].

A preocupação com o risco de lesão tecidual em caso de extravasamento de norepinefrina não deve afastar o médico anestesiologista de seu uso, pois, além das soluções de norepinefrina serem mais diluídas em relação às usadas em unidades de terapia intensiva, tal risco potencial também existirá com o uso de fenilefrina[1].

METARAMINOL

O metaraminol é um vasopressor de ação mista, tenho efeito tanto direto como indireto. Ele possui alta atividade alfa1-agonista e fraco efeito beta-agonista, tanto que seu uso pode desencadear bradicardia reflexa. Pode ser empregado em infusão contínua (250 mcg/min) ou em bolus (250 a 500 mcg/dose). Quando comparado à fenilefrina, parece ter melhores resultados se analisado o pH umbilical[1,5,13].

SELEÇÃO DE VASOPRESSORES

Estudos comparando mais de dois vasopressores entre si são raros. Assim, comparações indiretas devem ser feitas, sendo possível separá-las em dois tipos: desfecho fetal e desfecho materno (Tabelas 1 e 2, respectivamente).

Tabela 1 Desfechos laboratoriais em recém-nascidos *vs.* tipo de vasopressor usado na cesariana.

	Norepinefrina	Metaraminol	Fenilefrina	Efedrina
Melhor valor de base excess arterial umbilical	++++	+++	++	+
Melhor valor de pH arterial umbilical	+++	++++	++	+
Melhor valor de PCO_2 arterial umbilical	++++	+++	++	+

Fonte: adaptado de Preet et al.

Tabela 2 Eventos clínicos maternos durante cesariana.

	Norepinefrina	Metaraminol	Fenilefrina	Efedrina
Menor incidência de náuseas e vômitos	+++	++++	++	+
Menor incidência de bradicardia	+++	++	+	++++
Menor risco de episódios hipertensivos durante o tratamento com o vasopressor	++++	+	+++	++

Fonte: adaptado de Preet et al.

Embora amplamente utilizada no passado, a efedrina vem perdendo espaço no tratamento da hipotensão arterial durante a cesariana. O uso de vasopressores com maior atividade alfa-agonista (norepinefrina, metaraminol ou fenilefrina) tem se mostrado superior, tanto no neonato (análises gasométricas de sangue arterial do cordão umbilical) como em desfechos maternos (menor taxa de náuseas e vômitos). Assim, o uso de efedrina fica indicado nas situações de hipotensão associada a FC baixas. Para casos de bradicardia associada a hipotensão, o uso de anticolinérgicos deve ser considerado (Tabelas 3 e 4).

Tabela 3 Características dos vasopressores.

	Norepinefrina	Metaraminol	Fenilefrina	Efedrina
Receptor	α-1, β	Forte α-1, fraco β	α-1	β1, β2, fraco α
Mecanismo	Direto	Direto e indireto	Direto	Indireto, direto (fraco)
Início de ação	Imediato	1-2 min	Imediato	Lento
Duração	Curta	Prolongada	Intermediária	Prolongada

Fonte: adaptado de Kinsella et al., 2017.

Tabela 4 Doses sugeridas para uso em episódios de hipotensão.

	Norepinefrina	Metaraminol	Fenilefrina	Efedrina
Dose:	Bolus: 3-6 mcg/dose Infusão: 0,05-0,075 mcg/kg/min	Bolus: 0,25-0,5 mg/dose Infusão: 0,25 mg/min	Bolus: 25-100 mcg/dose Infusão: 25-100 mcg/min	Bolus: 5-10 mg/dose Infusão: 1-5 mg/min

RESUMO PRÁTICO

Manejo otimizado da hipotensão na cesariana sob raquianestesia:

- Obtenha um acesso venoso de calibre 18 G ou maior (expansão volêmica antes da anestesia geralmente é desnecessária, sendo reservada para casos de hipovolemia prévia).
- Aplique ondansetrona (4-8 mg) ou ganisetrona (3 mg). Seu uso antes da anestesia está relacionado à atenuação do reflexo de Bezold-Jarisch.

- Após a aplicação da anestesia, inicie a infusão rápida de cristaloides (aproximadamente 20 mL/kg) até a retirada do concepto.
- Inicie desvio uterino para a esquerda, seja com coxim (15°) ou com desvio manual.
- Escolha um vasopressor com atividade predominantemente alfa-agonista (fenilefrina, metaraminol ou norepinefrina).
- Efedrina deve ter seu uso limitado a casos de hipotensão associados a FC baixa.
- Tenha sempre à mão anticolinérgicos; seu uso está indicado nos casos de bradicardia mais intensa associada a hipotensão.
- Após o nascimento, considerar outras causas para hipotensão (além da vasodilatação):
  - Hemorragia.
  - Drogas (ex.: ocitocina).
  - Anafilaxia.
  - Embolia por líquido amniótico (rara e geralmente associada a colapso cardiovascular e PCR).

REFERÊNCIAS

1. Ngan Kee WD. The use of vasopressors during spinal anaesthesia for caesarean section. Current Opinion in Anaesthesiology. 2017 Jun;30(3):319-25.
2. Hasanin AM, Amin SM, Agiza NA, Elsayed MK, Refaat S, Hussein HA, et al. Norepinephrine infusion for preventing postspinal anesthesia hypotension during cesarean delivery. Anesthesiology. 2019 Jan 1;130(1):55-62.
3. Singh PM, Singh NP, Reschke M, Ngan Kee WD, Palanisamy A, Monks DT. Vasopressor drugs for the prevention and treatment of hypotension during neuraxial anaesthesia for Caesarean delivery: a Bayesian network meta-analysis of fetal and maternal outcomes. British Journal of Anaesthesia. 2020 Mar;124(3):e95-107.
4. Massoth C, Töpel L, Wenk M. Hypotension after spinal anesthesia for cesarean section: How to approach the iatrogenic sympathectomy. Current Opinion in Anaesthesiology. 2020 Jun;33(3):291-8.
5. Kinsella SM, Carvalho B, Dyer RA, Fernando R, McDonnell N, Mercier FJ, et al. International consensus statement on the management of hypotension with vasopressors during caesarean section under spinal anaesthesia. Anaesthesia. 2017 Nov 1;73(1):71-92.
6. Balki M, Carvalho JCA. Intraoperative nausea and vomiting during cesarean section under regional anesthesia. International Journal of Obstetric Anesthesia [Internet]. 2005 Jul [cited 2020 Feb 2];14(3):230-41. Available from: https://www.sciencedirect.com/science/article/pii/S0959289X04001840
7. Practice Guidelines for Obstetric Anesthesia. Anesthesiology. 2016 Feb;124(2):270-300.
8. Banerjee A, Stocche RM, Angle P, Halpern SH. Preload or coload for spinal anesthesia for elective Cesarean delivery: A meta-analysis. Canadian Journal of Anesthesia/Journal Canadien d'Anesthésie. 2009 Oct 27;57(1):24-31.

9. Morgan PJ, Halpern SH, Tarshis J. The effects of an increase of central blood volume before spinal anesthesia for cesarean delivery: A qualitative systematic review. Anesthesia & Analgesia. 2001 Apr;92(4):997-1005.
10. Aksoy M, Dostbil A, Aksoy AN, Ince I, Bedir Z, Ozmen O. Granisetron or ondansentron to prevent hypotension after spinal anesthesia for elective cesarean delivery: A randomized placebo-controlled trial. Journal of Clinical Anesthesia. 2021 Dec;75:110469.
11. Veeser M, Hofmann T, Roth R, et al. Vasopressors for the management of hypotension after spinal anesthesia for elective caesarean section. Systematic review and cumulative meta-analysis. Acta Anaesthesiol Scand 2012; 56:810-6.
12. Ngan Kee WD. A random-allocation graded dose-response study of norepinephrine and phenylephrine for treating hypotension during spinal anesthesia for cesarean delivery. Anesthesiology. Dec 1 2017;127(6):934-41.
13. McDonnell NJ, Paech MJ, Muchatuta NA, Hillyard S, Nathan EA. A randomised double-blind trial of phenylephrine and metaraminol infusions for prevention of hypotension during spinal and combined spinal-epidural anaesthesia for elective caesarean section. Anaesthesia. 2017 Mar 3;72(5):609-17.

9

Manejo de uterotônicos para a prevenção e o tratamento da hipotonia uterina

Wilson Gonçalves Sombra
Luis Fernando Lima Castro

DESTAQUES DO TEMA

1. Hemorragia pós-parto é uma causa significativa de morbimortalidade materna em países em desenvolvimento, com 140.000 óbitos anuais.
2. A hemorragia pós-parto é definida pela perda sanguínea acima de 500 mL (parto normal) ou 1.000 mL (cesariana).
3. A atonia uterina é a principal causa, respondendo por 80% dos casos, seguida por retenção placentária, trauma e coagulopatia.
4. A ocitocina é o principal uterotônico, mas pode causar efeitos colaterais cardiovasculares e outros.
5. A carbetocina é um análogo da ocitocina com ação prolongada e menos efeitos colaterais.
6. Os derivados do ergot, como a metilergometrina, são uterotônicos de segunda linha, mas podem causar efeitos colaterais graves. As prostaglandinas também são usadas para tratar a hemorragia pós-parto.

INTRODUÇÃO

A hemorragia pós-parto representa a principal causa de morbimortalidade materna, estimando-se que haja 140.000 óbitos maternos por ano, ou uma morte materna a cada quatro minutos[1]. Nos países em desenvolvimento, a mortalidade materna por hemorragia pós-parto ocorre em aproximadamente 1 caso para cada 1.000 nascimentos[2].

A hemorragia pós-parto é definida como a perda sanguínea de mais de 500 mL em um parto normal ou 1.000 mL em uma cesariana. Ela é considerada primária quando ocorre dentro das primeiras 24 h pós-parto e secundária quando ocorre de 24 h até 6 dias após o parto[3]. A atonia uterina responde por aproximadamente 80% dos casos de hemorragia pós-parto, podendo levar à transfusão sanguínea e até mesmo à histerectomia puerperal, sendo seguida, em menores percentuais, por retenção placentária, trauma (laceração) no canal de parto e coagulopatia[3].

A administração de uterotônicos tem auxiliado tanto na prevenção quanto no tratamento da hemorragia pós-parto. O American College of Obstetricians and Gynecologists recomenda o emprego de agentes uterotônicos como tratamento de primeira linha da hemorragia pós-parto causada pela atonia uterina[2]. Os uterotônicos mais utilizados são os ocitócicos, os alcaloides derivados do ergot e as prostaglandinas.

OCITOCINA

A ocitocina é um hormônio nonapeptídeo, produzido no hipotálamo e secretado pela glândula hipófise posterior. Foi sintetizada em 1953 pelo bioquímico estadunidense Vincent Du Vigneaud, que foi agraciado com o Prêmio Nobel da Medicina[4]. A ocitocina é considerada o uterotônico de escolha, tanto para a profilaxia quanto para o tratamento da hemorragia pós-parto[5]. Por conta de sua meia-vida plasmática ser muito curta (8 a 12 min), recomenda-se a administração em infusão contínua[6].

A ocitocina não só desempenha um papel importante na contração uterina, mas também está envolvida com efeitos colaterais marcantes[7]: alterações hemodinâmicas, como hipotensão arterial e vasodilatação periférica (rubor facial) por diminuição da resistência vascular sistêmica[8], taquicardia, arritmia cardíaca, sinais de isquemia miocárdica[9], alterações no segmento S-T do eletrocardiograma[10] e aumento do consumo de oxigênio pelo miocárdio[11]. Por conta de sua semelhança com a vasopressina (hormônio antidiurético), pode causar retenção hídrica, levando à hiponatremia e ao aumento do débito cardíaco (DC) e do volume sistólico[7]. Também têm sido relatadas reações do tipo anafilactoides com o emprego da ocitocina, principalmente em pacientes que são alérgicas ao látex, pela presença de um hapteno semelhante em suas fórmulas estruturais[12,13].

Diversos regimes "empíricos" têm sido propostos para a utilização da ocitocina durante a cesariana, e isso tem levado a práticas distintas em todo o mundo. Em um estudo de alocação sequencial com 40 gestantes submetidas à cesariana eletiva, foi encontrada como dose mínima efetiva de ocitocina 0,35 UI, ficando bem distante das dosagens que variam entre 5 a 10 UI[14]. Em estudo semelhante ao anterior, porém com o uso da ocitocina em infusão contínua, chegaram a uma dose mínima efetiva de 0,29 UI[15]. Em contrapartida, em gestantes com infusões prévias de ocitocina (6 a 9 h) e que foram submetidas à cesariana por intercorrências obstétricas, encontraram a dose mínima efetiva de 2,99 UI[16]. Isso demonstra que os receptores de ocitocina sofrem processos de atenuação e dessensibilização dose e tempo dependentes. Ou seja, quanto maior a dose de ocitocina, mais atenuados ficarão os receptores, não apresentando uma resposta satisfatória; e, quanto mais prolongado o tempo de uso de ocitocina em infusão contínua, mais

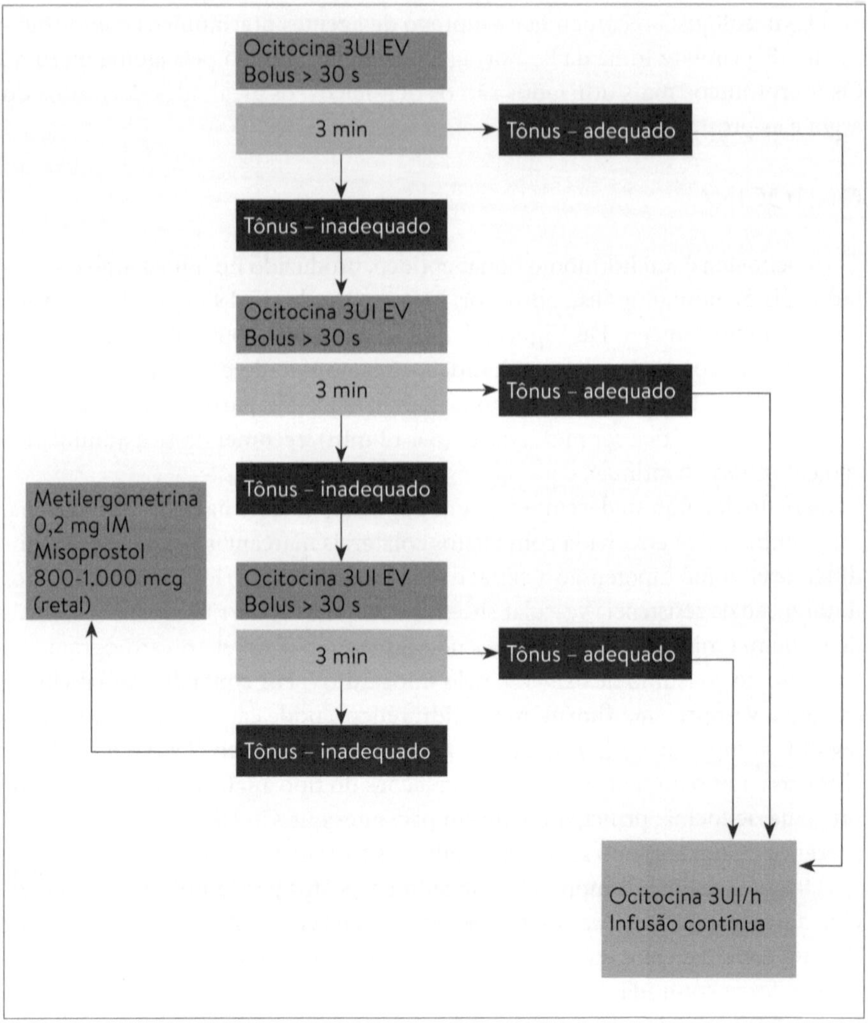

Figura 1 Algoritmo para uso de uterotônicos em cesáreas[21].

resistentes ficarão os receptores, necessitando, dessa forma, de doses maiores de ocitocina para ser obtida uma contração uterina efetiva[17].

Convencionalmente, a ocitocina tem sido empregada tanto em bolus quanto em infusão contínua. A dose ideal, o intervalo de tempo e a taxa de infusão da ocitocina ainda são motivos de muita discussão e controvérsias. O Royal College of Obstetricians and Gynecologists, do Reino Unido, recomenda a dose de 5 UI em bolus endovenoso (EV) lento[18], enquanto o American College of Obstetricians and Gynecologists recomenda infusão contínua[2]. A Organização Mundial da Saúde (OMS), por sua vez, recomenda 20 UI de ocitocina diluída em 1.000 mL de cristaloide, em infusão contínua de 60 gotas/min e, em seguida, mais 20 UI de ocitocina em 1.000 mL de cristaloide em infusão de 40 gotas/hora[19]. Ela também recomenda evitar a administração de bolus EV de ocitocina. A administração de 5 UI de ocitocina em bolus tem sido bastante questionada recentemente. Além das alterações hemodinâmicas descritas, tem-se também cefaleia, náuseas e vômitos[7]. Por conta da administração empírica de ocitocina, da ausência de protocolos, de doses cada vez maiores, de intervalos irregulares de administração e de efeitos colaterais intensos, estudiosos já sugeriam o desenvolvimento de protocolo com a finalidade de se empregar doses seguras e eficientes de ocitocina[20]. Esses mesmos autores, por fim, desenvolveram um protocolo conhecido como a Regra de Três, com base em evidências e muito fácil de ser usado[21] (Figura 1).

CARBETOCINA

A carbetocina é um análogo sintético da ocitocina, com propriedades farmacodinâmicas similares, porém com ação prolongada. A carbetocina é um octapeptídeo, enquanto a ocitocina é um nonapeptídeo, e por essa diferença estrutural a carbetocina é mais estável e mais resistente à degradação pelas enzimas dissulfilase, aminopeptidase e oxidorredutase[22]. Sua meia-vida plasmática é de aproximadamente 40 min, ou seja, 10 vezes maior do que a da ocitocina. Os efeitos colaterais da carbetocina são similares aos da ocitocina, incluindo hipotensão arterial, rubor, náuseas e vômitos, cefaleia e dor abdominal[22]. Uma revisão sistemática, em 2012, encontrou baixa incidência de hemorragia pós-parto nas pacientes para as quais era administrada a carbetocina, quando comparada à ocitocina[23]. A DE_{90} da carbetocina, durante cesariana, para manter a contração uterina efetiva variou de 14,8 mcg em mulheres que não estavam em trabalho de parto a 121 mcg naquelas em trabalho de parto[24,25]. Em uma revisão sistemática com 1.214 gestantes, na qual se comparou os efeitos da carbetocina com a ocitocina em cesarianas de urgência, foi detectado que a carbetocina diminuiu a necessidade adicional de outros uterotônicos[26]. A Society of Obstetricians and Gynaecologists of Canada recomenda a administração de 100 mcg em bolus durante 1 min para prevenir a hemorragia pós-parto[27]. As evidências atuais sobre o uso da carbetocina são bastante encorajadoras, e mais estudos de grande porte são necessários para ser conhecida sua dose efetiva e o perfil de seus efeitos colaterais.

DERIVADOS DO ERGOT

O ergot, derivado do fungo *Claviceps purpurea*, foi o primeiro uterotônico efetivo usado em obstetrícia. Durante os anos de 1582 a 1822, era utilizado para acelerar o parto, porém, por complicações como ruptura uterina, natimorto e óbito materno, não foi mais empregado para esse fim[28].

A metilergometrina, derivado sintético do ergot, é considerada o uterotônico de segunda linha na hemorragia pós-parto. Tem como mecanismo de ação o estímulo dos receptores alfa-adrenérgicos, triptaminérgicos e dopaminérgicos. Como principal perfil farmacológico, tem contrações uterinas clônicas, ou seja, tetânicas. O início de sua ação ocorre em 10 min após a administração intramuscular (IM), com duração de 3 a 6 h. Seu uso deve acontecer exclusivamente no período puerperal[29]. A OMS recomenda, para tratamento da hemorragia pós-parto, a dose de 0,2 mg IM, que pode ser repetida a cada 15 min, totalizando 1 mg[19]. Já o American College of Obstetricians and Gynecologists recomenda 0,2 mg IM a cada 2 a 4 h[2].

Como principais efeitos colaterais, a metilergometrina tem, além de náuseas, vômitos e cefaleia, uma vasoconstricção intensa levando à hipertensão arterial, acidente vascular cerebral (AVC), isquemia miocárdica, elevação da pressão em artéria pulmonar e descolamento de retina[30]. Seu emprego deve ser evitado em gestantes portadoras de hipertensão gestacional, cardiopatias e em uso de inibidores de CYP3A4 (citocromo P450).

PROSTAGLANDINAS

Por terem sido primeiramente descobertas e isoladas de líquido seminal, como secreção da próstata, foram assim denominadas, sendo o sufixo "glandinas" associado à glândula. No entanto, verificou-se que estão presentes em quase todos os tecidos e órgãos. Atuam em vários níveis, por exemplo, nas plaquetas, em tecidos inflamatórios, em células do endotélio e nas células uterinas.

As concentrações endógenas de prostaglandinas aumentam durante o parto, mas os níveis não atingem o pico até o momento da separação placentária[31]. As prostaglandinas aumentam a concentração miometrial de cálcio livre intracelular, provocando contração uterina. Efeitos colaterais comumente observados após a administração de prostaglandinas incluem febre, calafrios, diarreia, náuseas e vômitos[32]. Seus efeitos são mediados via proteínas G e ativação dos canais de cálcio[29].

A prostaglandina F2α, ou carboprost, é comumente utilizada na atonia uterina refratária, ou seja, quando todos os demais tratamentos farmacológicos falharam[33]. A dose recomendada é de 0,25 mg IM, podendo ser repetida a cada 15 a 20 min, sem exceder 2 mg (8 doses). Esse fármaco pode provocar broncoespasmo, relação ventilação-perfusão anormal, aumento da fração de *shunt* intrapulmonar e hipóxia em pacientes suscetíveis[34]. Em um estudo retrospectivo, pesquisadores relataram ser o carboprost menos eficaz do que a metilergometrina no tratamento da hemorragia pós-parto[35].

O misoprostol é um análogo da prostaglandina E_1, que foi usado com sucesso para o amadurecimento da cérvice uterina e a indução do trabalho de parto. O misoprostol é termoestável em condições tropicais e não requer acesso venoso para sua administração. O uso profilático do misoprostol diminuiu a incidência de hemorragia pós-parto em comparação ao placebo[36]. Por outro lado, uma revisão sistemática revelou que não ficou muito claro seu uso como adjuvante à ocitocina, em termos de desfechos importantes, como grande perda sanguínea e óbito materno[37]. A OMS recomenda as doses de 600 a 800 mcg de misoprostol, podendo ser administrado por via oral (VO), sublingual (SL), vaginal ou retal[19]. Em áreas de pouco recurso, o misoprostol se torna uma alternativa atraente, na qual a taxa de mortalidade materna por hemorragia é alta[36], e em partos domiciliares, por dificuldade de acesso à rede de saúde[38].

REFERÊNCIAS

1. Abouzar C. Global burden of maternal death and disability. Br Med Bull, 2003;67(1):1-11.
2. American College of Obstetricians and Gynecologists. Postpartum hemorrage. Practice Bulletin nº 183. Obstet Gynecol, 2017;130:168-86.
3. Wise A, Clark V. Challenges of major obstetric haemorrage. Obstet Analg Anesth, 2010;24:356-65.
4. Du Vigneau V, Ressler C, Swan JM, et al. Oxytocin: syntesis. J Am Chem Soc, 1954;76(12)3.115-8.
5. Westoff G, Cotter AM, Tolosa JE. Prophylatic oxytocin for the third stage of labour to prevent postpartum haemorrage. Cochrane Database of Systematic Review, 2013, Issue 10. Art. No: CD001808.
6. Leake RD, Westzman RE, Fisher DA. Pharmacokinetics of oxytocin in human subject. Obstetrics & Gynecology, 1980;56(6):95-108.
7. Dyer RA, Butwick AJ, Carvalho B. Oxytocin for labour and cesarean delivery: implications for the anesthesiologist. Curr Opin Anesthesiol, 2011;24:255-61.
8. Rabow S, Schönbeck S, Olofsson P. Effects of oxytocin and anaesthesia on vascular tone in pregnant women: a randomized double-blind placebo-controlled study using non-invasive pulse wave analysis.

9. Svanström MC, Biber B, Hanes M, et al. Sings of myocardial ischemia after injection of oxytocin: A randomized double-blind comparison of oxytocin and methylergometrine during cesarean section. Br J Anaesth, 2008;100:683-9.
10. Jonsson M, Lidell C, Nordén-Lindeberg S. ST depression at cesarean section and the relation to oxytocin dose. A randomized controlled trial. General Obstetrics, 2009.
11. Lengesaeter E, Rossoland LA, Stubhang A. Hemodynamic effects of repeated doses of oxytocin during cesarean delivery in healthy parturients. Br J Anaesth, 2009;103:260-2.
12. Kawarabayashi T, Narisawa Y, Nakamura K, et al. Anaphylactoid reaction to oxytocin during cesarean section. Gynecol Obstet Invest, 1988;25:277-9.
13. Maycock EJ, Russell WC. Anaphylactoid reaction to Syntocinon. Anesth Intens Care, 1993;21:211-2.
14. Carvalho JC, Balki M, Kingdom J, et al. Oxytocin requirements at elective cesarean delivery: A dose-finding study. Obstet Gynecol, 2004;104:1.004-10.
15. George RB, McKeen D, Chaplin AC, et al. Up-down determination of the DE_{90} of oxytocin infusions for the prevention of postpartum uterine atony in parturients undergoing cesarean delivery. Can J Anesth, 2010;57:578-82.
16. Balki M, Ronayne M, Davies S, et al. Minimum oxytocin dose requirement after cesarean delivery for labor arrest. Obstet Gynecol, 2006;107(1):45-50.
17. Phanenf S, Asbóth G, Carrasco MP, et al. Desensitization of oxytocin receptors in human myometrium. Hum Reprod Update, 1993;4:625-33.
18. National Collaborating Centre for Women's and Children's Health. Cesarean section. Clinical guideline. Royal College of Obstetric and Gynaecology Press, 2004.
19. World Health Organization. Managing complications in pregnancy and childbirth: A guide for midwives and doctors. World Health Organization, 2007.
20. Tsen LC, Balki M. Oxytocin protocols during cesarean delivery: Time to aknowledge the risk/benefit ratio? Int J Obst Anesth, 2010;19:243-5.
21. Balki M, Tsen LC. Oxytocin protocols for cesarean delivery. Int Anesthesiol Clin, 2014;52(2):48-66.
22. Sweeney G, Halbrook AM, Levine M, et al. Pharmacokinetics of carbetocin, a longaction oxytocin analogue in non-pregnant women. Curr Ther Res Clin Exper, 1990;47:528-39.
23. Su LL, Chong YS, Samuel M. Carbetocin for preventing postpartum haemorrage. Cochrane Database of Systematic Reviews 2012, Issue 2. Art.No:CD005457.
24. Khan M, Balki M, Ahmed I, et al. Carbetocin at elective cesarean delivery: A sequential allocation trial to determine the minimum effective dose. Can J Anaesth, 2014;61:242-8.
25. Nguyen-Lu N, Carvalho JC, Farine D, et al. Carbetocin at cesarean delivery for labour arrest: A sequential allocation trial to determine the effective dose. Can J Anaesth, 2015;62:866-74.
26. Onwochei DN, Owdabi A, Singh PM, et al. Carbetocin compared with oxytocin in non-elective cesarean delivery: a systematic and trial sequential analysis of randomized-controlled trials. Can J Anaesth, 2020;67:1.524-34.
27. Leduc D, Senikas V, Laionde AB, et al. Active management of the third stage of labour: Prevention and treatment of postpartum hemorrage. Can J Obstet Gynaecol, 2009;31(10):980-93.
28. de Groot AN, van Dongen PW, Vree TB, et al. Ergot alkaloids. Current status and review of clinical pharmacology and therapeutic use compared with other oxytocics in obstetrics and gynaecology. Drugs, 1998;56(4):523-35.
29. Dyer RA, van Dyk D, Dresner A. The use of uterotonic drugs during cesarean section. Int J Obstet Anesth, 2010;19(3):313-9.

30. Kuczkowski KM. Myocardial ischemia induced by intramyometrial injection of methylergonovine maleate. Anesthesiology, 2004;100(4):1.043.
31. Noort WA, van Bulck B, Vereecken A, et al. Changes in plasma levels of PGF_2 and PGI_2 metabolites at and after delivery at term. Prostagladins, 1989;37:3-12.
32. Izumi H, Garfield RE, Morishita F, et al. Some mechanical properties of skinned fibres of pregnant human myometrium. Eur J Obstet Gynecol Reprod Biol, 1994;56:55-62.
33. Hayashi RH, Castillho MS, Noah ML. Management of severe postpartum hemorrage with a prostaglandin F2α analogue. Obstet Gynecol, 1984;63:806-8.
34. O'Leary AM. Severe bronchospasm and hypotension after 15-methyl prostaglandin F2α in atonic postpartum haemorrage. Int J Obstet Anesth, 1994;3:42-4.
35. Butwick AJ, Carvalho B, Blumenfield YJ, et al. Second-line uterotonics and the risk of hemorrage-related morbidity. Am J Obstet Gynecol, 2015;212:642e1-e7.
36. Alfirevic Z, Blum j, Walraven G, et al. Prevention of postpartum hemorrage with misoprostol. Int J Gynecol Obstet, 2007;99(Suppl):S202-5.
37. Mousa HA, Blum L, Abou EL, et al. Treatment for primary postpartum hemorrage. Cochrane Database Systematic Review, 2014;(2):CD003249.
38. Hover J, Ansari N, Zaimullah P, et al. Misoprostol for prevention of postpartum hemorrage at home birth in Afghanistan: Program expansion experience. Journal of Midwiferey & Women's Health. [cited 2023 Jul 15]. Available from: www.jmwh.org.

10

Manejo da via aérea na gestante

Christiano Matsui
Gustavo Felloni Tsuha

DESTAQUE DO TEMA

1. O manejo da via aérea na gestação é desafiador em procedimentos anestésicos obstétricos, com ênfase na anestesia geral.
2. A incidência de falhas na intubação é maior em gestantes do que na população geral, com complicações anestésicas sendo uma das principais causas de mortalidade materna.
3. Alterações anatômicas e fisiológicas na gestação podem dificultar o manejo das vias aéreas, incluindo edema das mucosas e obesidade.
4. Situações de urgência obstétrica aumentam as chances de dificuldades no manejo das vias aéreas, requerendo preparo especializado.
5. Avaliação das vias aéreas é crucial, com base em fatores como classificação de Mallampati e história médica.
6. O uso de dispositivos como videolaringoscópios e dispositivos supraglóticos, além da pré-oxigenação adequada, ajuda no manejo das vias aéreas em gestantes, melhorando a segurança do procedimento.

INTRODUÇÃO

O manejo da via aérea na gestação constitui um grande desafio na prática anestésica, seja em cirurgias eletivas ou de urgência, de caráter obstétrico ou não. Grande parte dos procedimentos obstétricos são realizados com bloqueios do neuroeixo, porém algumas situações nos obrigam à prática da anestesia geral nas pacientes. O conhecimento da anatomia, da fisiologia e das características próprias

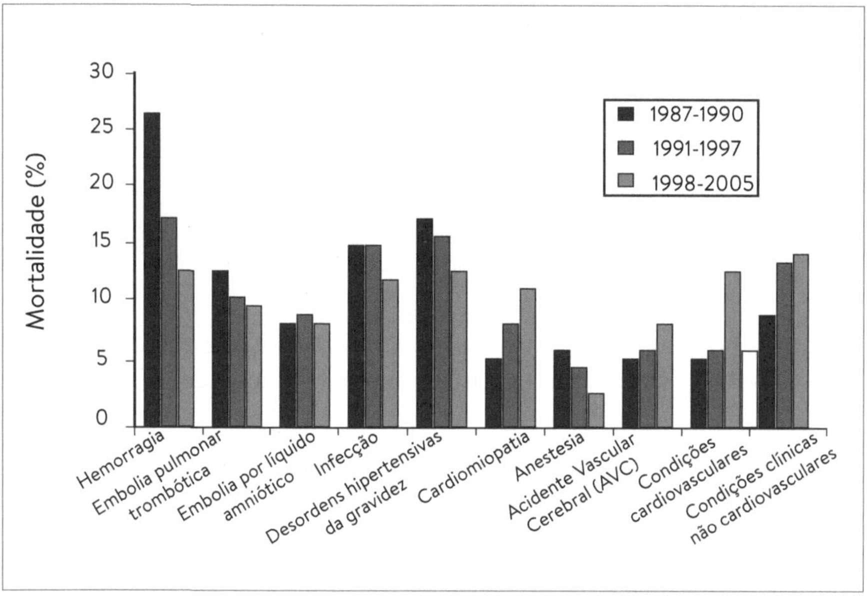

Figura 1 Mortalidade materna nos Estados Unidos.
Fonte: adaptado de Berg CJ et al., 2010.

da gestação são fundamentais para uma adequada abordagem das vias aéreas relacionadas às mais distintas situações obstétricas, implicando mais segurança para o binômio materno-fetal.

INCIDÊNCIA

A incidência de falhas de intubação na população obstétrica varia bastante na literatura, desde 1/250 até 1/750 casos com taxas de até 16% em alguns artigos[1,2,3,4], sendo comparativamente até 8 vezes mais prevalente nas gestantes que na população geral[5].

PARTICULARIDADES NA GESTAÇÃO

Complicações anestésicas estão entre as principais causas de mortalidade materna durante a gestação[6,7] (Figura 1), e as dificuldades no manejo das vias aéreas continuam como um grande contribuinte para essa incidência aumentada[8].

Mesmo com a diminuição do uso da anestesia geral em localidades como EUA e Europa, a incidência de mortalidade ainda permanece mais elevada quando comparada ao uso da anestesia regional[9] (Tabela 1).

Tabela 1 Taxa de mortalidade relacionada ao tipo de anestesia durante cesárea.

Período	Anestesia geral	Anestesia local
1979-1984	20,0	8,6
1985-1990	32,3	1,9
1991-1996	16,8	2,5
1997-2002	6,5	3,8

Fonte: adaptado de Hawkins JL. et al.

A maior dificuldade no manejo das vias aéreas pode estar relacionada a condições maternas, fetais e ligadas aos fatores humanos, como situações de urgência, em associação ao pouco hábito de manejo das vias aéreas nas maternidades. Há destaque também para o fato de, não raro, casos mais desafiadores e graves necessitarem de manejo de vias aéreas e anestesia geral com maior frequência.

Alterações anatômicas e fisiológicas maternas podem levar a dificuldades no posicionamento, na ventilação manual sob máscara facial, na laringoscopia direta e na intubação, bem como na inserção de dispositivos supraglóticos.

Pelo ganho de peso, pela retenção hídrica e pelas alterações hormonais, em particular, ocorre um edema das mucosas nasais, faríngeas, laríngeas e traqueais, tornando-as mais friáveis e, consequentemente, mais suscetíveis a lesões e sangramentos. Essas alterações também podem estar presentes nas pacientes com quadro de pré-eclâmpsia, naquelas que receberam ocitocina endovenosa prolongada e realizaram manobras de valsalva durante o período expulsivo do trabalho de parto. Estudiosos demonstraram, ainda, que essas mudanças ocorrem também durante a evolução do trabalho de parto, podendo levar a progressões na classificação de Mallampati, alterações essas que podem perdurar por até 48-72 h no período pós-parto[10] (Figura 2).

Pacientes obesas são mais difíceis de serem posicionadas e são mais intolerantes ao decúbito dorsal horizontal. A piora na diminuição da capacidade funcional residual pela compressão uterina na posição supina e o consumo aumentado de oxigênio pela elevada demanda metabólica materno-fetal são fatores predisponentes a episódios de hipoxemia durante o período de indução e intubação traqueal. Pré-oxigenação adequada e elevação da cabeceira a 30° facilitam tanto manobras de ventilação manual sob máscara facial quanto a laringoscopia direta. A laringoscopia pode ainda ser mais difícil tanto em gestantes obesas[11] como em pacientes com mamas muito volumosas, que podem dificultar a inserção do laringoscópio na cavidade oral.

O risco de regurgitação não deve ser negligenciado pelas alterações anatômicas, fisiológicas e hormonais, que retardam o esvaziamento gástrico durante o

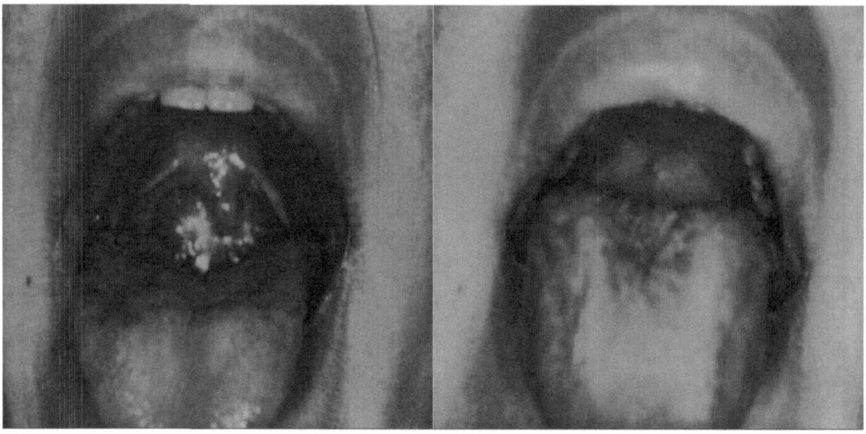

Figura 2 Alterações na classificação do Mallampati durante a evolução do trabalho de parto.

trabalho de parto e aumentam os riscos de aspiração pulmonar e suas consequências desastrosas[12].

Situações obstétricas de urgência, sofrimento fetal e horários noturnos também implicam maiores chances de insucesso na abordagem e no manejo das vias aéreas.

Outro ponto importante diz respeito à diminuição do número de cesáreas sob anestesia geral e ao consequente menor número de intubações, além de um aumento expressivo no número de anestesistas em treinamento, fazendo que muitos deixem os serviços de especialização com pouca ou quase inexpressiva experiência nessas situações de anestesia geral em gestante e grande pressão[13], como pode ser observado pelas Figuras 3 e 4.

AVALIAÇÃO

A avaliação das vias aéreas deve ser sempre realizada e devidamente registrada antes de qualquer procedimento anestésico, de acordo com a Resolução do CFM n. 2.174/2017 – seja ele sob anestesia geral ou não. A identificação, a antecipação de possíveis dificuldades e a adoção de estratégias específicas facilita e diminui o número de complicações relacionadas ao manejo das vias aéreas difíceis[14]. A predição de um problema é muitas vezes um exercício de incerteza, especialmente quando esse evento é determinado por uma combinação complexa de fatores que envolvem o paciente, o anestesista, equipamentos disponíveis e o local de trabalho[15]. Assim como na população geral, os testes preditores de ventilação sob máscara facial e intubação difícil apresentam pouca sensibilidade e especificidade na população obstétrica e aparentam ser os mesmos, como classi-

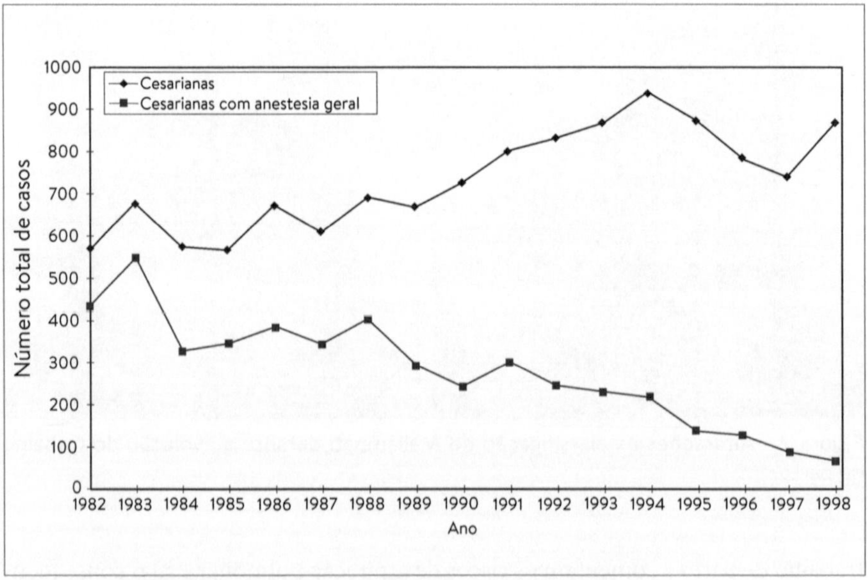

Figura 3 Declínio do número de cesáreas com anestesia geral.
Fonte: adaptado de Johnson RV et al., 2000.

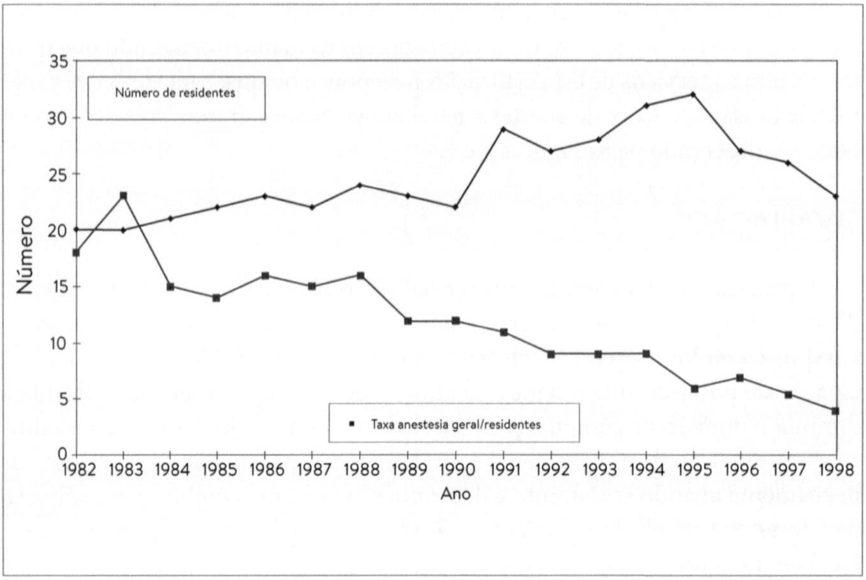

Figura 4 Tendência do número de residentes e de anestesia geral/residentes.

ficação de Mallampati III e IV, pescoço curto, micrognatia, incisivos proeminentes e circunferência do pescoço aumentada[17,18,19]. Além desses, fatores como abertura de boca diminuída, obesidade, história de roncos ou apneia obstrutiva do sono também são destacados contribuintes para complicações relacionadas às vias aéreas. Portanto, a associação de testes positivos, como proposto por estudiosos, aparenta ter uma correlação importante na predição de gestantes com intubação difícil[20] (Figura 5). Além dos testes físicos, a correta interpretação da situação clínica é de extrema relevância no manejo das pacientes obstétricas submetidas à anestesia geral.

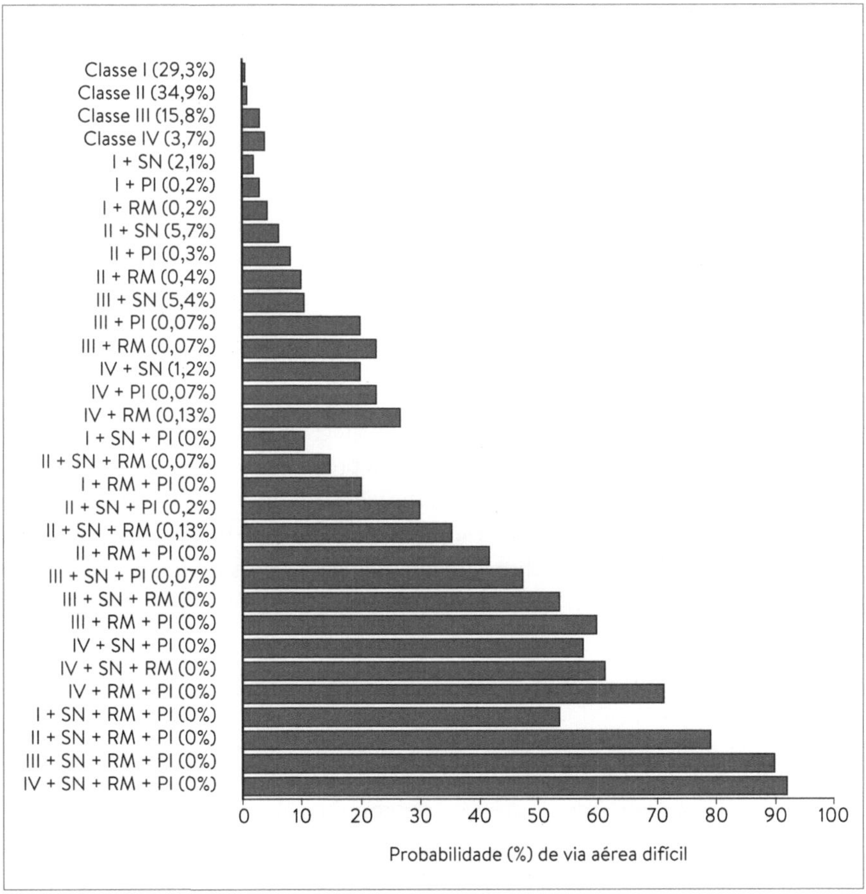

Figura 5 Probabilidade de intubação difícil em gestantes.
Fonte: adaptada de Rocke DA et al., 1992.

MANEJO

A atenção à possibilidade do manejo das vias aéreas nas gestantes deve fazer parte das estratégias de vigilância e antecipação de riscos adotadas pelo anestesiologista obstétrico, uma vez que o cenário é dinâmico. Nesse sentido, a avaliação dos fatores de risco de dificuldade de ventilação com máscara facial, dificuldade na inserção de supraglóticos, ou dificuldade de laringoscopia deve nortear o planejamento das condutas. Checagem e alocação de materiais como cateter nasal, dispositivo de ventilação bolsa-valva-máscara, máscara facial, cânulas orofaríngeas, laringoscópio, sonda de intubação, fios guias e dispositivos supraglóticos para resgate de ventilação são atitudes fundamentais mesmo em circunstâncias de aparente impossibilidade de manejo das vias aéreas, atitudes sincrônicas com as determinações de execução de medidas previamente definidas nos planos de ação conforme a evolução do caso ou eventual insucesso nos procedimentos realizados – otimizando a agilidade do atendimento quando há alguma mudança brusca de cenário.

Associadas às condições maternas, as condições fetais – esteja a gestante em trabalho de parto ou não, – devem ser observadas, pois estas comumente mudam o rumo da condução do caso. Esse bem-estar fetal é avaliado pela monitorização dos batimentos cardíacos fetais (BCF) por meio da cardiotocografia[21]. Portanto, o conhecimento das categorias de cardiotocografia direciona o planejamento e melhora a comunicação na equipe e o planejamento das estratégias quando há falha dos dispositivos em decorrência da limitação deles, conforme o cenário se apresente. A categoria I reflete traçados normais que não são associados à asfixia neonatal. A categoria II representa sinais de alerta sem riscos aumentados. A categoria III inclui ausência de variabilidade e a presença de desacelerações tardias recorrentes, desacelerações variáveis, bradicardia ou um padrão sinusoidal. Esse traçado é considerado anormal e indicativo de risco de hipóxia para o feto e possível acidemia, apontando abreviamento do parto e possibilitando a indicação de cesariana de urgência[21].

Via aérea difícil antecipada

Passada a fase de avaliação das vias aéreas e diagnosticado maior risco de via aérea difícil, seja ele dificuldade de ventilação, laringoscopia ou dificuldade de acesso pela frente do pescoço, atenção redobrada à anestesia regional deve ser dada. Medidas como instalação de cateter de peridural, precocemente assegurando seu bom funcionamento nas gestantes de risco e em trabalho de parto agregam segurança, uma vez que diminuem o risco de realização da anestesia geral em uma eventual necessidade de cesariana.

As indicações de anestesia geral em gestantes estão progressivamente mais restritas pela demonstração contundente da segurança da anestesia local. Entretanto, algumas condições podem indicar, ou até mesmo impulsionar, o uso da anestesia geral. Para tanto, se faz necessário estar sempre em dia quanto às habilidades técnicas e não técnicas. Podemos citar, por exemplo, condições maternas de recusa ou mesmo dificuldade em cooperar, vigência de comorbidades (alteração hemodinâmica, sepse, coagulopatia grave) que contraindiquem anestesia do neuroeixo, eventualmente apresentação de urgência e escassez de tempo a fim de realizar anestesia regional para parto ou até mesmo a falha da técnica, que podem ser o motivo do uso da anestesia geral em gestantes. Além disso, há os procedimentos fetais de maior complexidade, como EXIT (*ex utero intrapartum treatment*, ou procedimento extrauterino intraparto), que indicam anestesia geral para o parto cesariano de maneira eletiva.

A preparação para a realização da anestesia geral e o manejo das vias aéreas após a avaliação deve ser realizada em equipe, que deve incluir, além do anestesista, obstetra, pediatra e enfermeiros e enfermeiras, incluindo as ações a serem desencadeadas, de modo que fiquem todos sincronizados e cientes do caso[15].

Inicialmente deve-se decidir, quando possível, entre a estratégia com anestesia tópica e IOT acordada, ou indução preferencialmente em sequência rápida. A decisão da melhor estratégia inicial é um desafio e deve ser tomada balanceando os fatores de risco associados à manipulação da via aérea e as condições materno-fetais e de urgência do caso. Esta última, por vezes, nos leva para a indução da anestesia geral antes de garantir a via aérea, pois não há tempo hábil, colaboração (por dor ou outras questões emocionais) ou compreensão (quando há repercussão neurológica da eclâmpsia) da gestante para a realização da técnica de intubação acordada com anestesia tópica das vias aéreas. Ainda assim, nessas situações, um hábito que deve ser cultivado na equipe de atendimento maternoinfantil que se propõe ao atendimento de excelência é uma rápida preleção do caso, avaliando pontos de fragilidade e ações que serão tomadas quando não forem atingidos os objetivos principais do manejo das vias aéreas, que são permitir oxigenação e/ou ventilação e a intubação traqueal.

Esses hábitos são importantes, pois ajudam a diminuir o estresse do momento, a diminuir o tempo de reação, a melhorar a comunicação, e isso tudo, em conjunto, melhora o desempenho da equipe, o que certamente resultará em um melhor desfecho. Assim, se decidirá previamente se há a possibilidade de acordar a paciente quando ocorrer falha na intubação ou se terá conclusão da cesariana com o uso do supraglótico, por exemplo. Nesse caso, há a recomendação, pelo algoritmo de manejo das vias aéreas em obstetrícia, de ser cumprido o procedimento pelo obstetra mais experiente e rápido, minimizando a realização de pressão no fundo uterino para a extração fetal, com o intuito de minimizar a regurgitação gástrica e a aspiração pulmonar desse conteúdo, uma vez que os dispositivos supraglóticos oferecem proteção parcial das vias aéreas.

Pré-oxigenação

O procedimento de pré-oxigenação tem por objetivo aumentar o tempo de apneia seguro da gestante, que sabidamente é em geral restrito. Para tanto, é ofertado oxigênio na concentração de 100%, na tentativa de substituir o nitrogênio da mistura gasosa presente no ar ambiente que está nos compartimentos pulmonares por oxigênio, aumentando, assim, a reserva desse gás nos pulmões e aumentando o tempo até a dessaturação durante a apneia da indução anestésica.

Para realizar a pré-oxigenação de uma maneira mais eficiente, é consenso que se use o sistema circular do aparelho de anestesia acoplado à máscara facial bem adaptada ao rosto da paciente com fluxos de mais de 10 L/min de oxigênio15, sendo a monitorização da fração expirada de oxigênio o melhor parâmetro para avaliar a eficiência do processo. Adicionalmente, cateter nasal de oxigênio a 5 L/min pode ser utilizado antes e durante a pré-oxigenação, bem como durante as manobras de intubação.

Posicionamento

Realizar um posicionamento adequado para a pré-oxigenação, a indução anestésica e a tentativa de intubação é fundamental. Posicionando o dorso elevado entre 20° e 30° aumenta a capacidade residual funcional que, nas gestantes, está habitualmente menor, melhorando a reserva de oxigênio e aumentando o tempo de apneia seguro; diminui o risco de regurgitação e pode facilitar a inserção dos dispositivos para a intubação, sejam eles os laringoscópios de visão direta (convencional) ou de visão indireta, por exemplo, os videolaringoscópios. Associado ao dorso elevado, o uso do coxim occipital objetivando alinhamento do meato acústico ao plano do manúbrio do esterno resulta na posição olfativa, com consequente alinhamento dos eixos oral faríngeo e laríngeo das vias aéreas, otimizando a visualização da laringe e da fenda glótica. Esse uso também melhora a ventilação com máscara facial em caso de necessidade.

Escolha dos dispositivos

Muito tem se discutido sobre os videolaringoscópios, os dispositivos de visualização indireta da laringe. Desde o início dos anos 2000, eles estão ficando progressivamente mais disseminados tanto no Brasil como no mundo. Entretanto, ainda não é uma realidade presente na maioria dos centros obstétricos brasileiros, muito por conta dos custos de aquisição e manutenção, da baixa frequência e demanda de uso nesse cenário, pois a imensa maioria dos casos se resolve com anestesia local, e a pequena parte dos casos que necessitam de anestesia geral e manipulação da via aérea ou são emergenciais súbitos e imprevisíveis, impossibilitando a solicitação do dispositivo em tempo hábil, ou comumente são bem resolvidos com o uso da laringoscopia direta e associação de um dispositivo de guia como o , que rotineiramente está mais à mão, além do fato de ainda não haver qualquer recomendação formal de grande relevância que oriente seu uso como dispositivo de primeira escolha para a intubação traqueal. Apesar disso, há indiscutíveis vantagens em seu uso e sua aplicação, como necessitar de menor alinhamento dos eixos da via aérea para a intubação, promover menor resposta hemodinâmica à intubação, ter menor necessidade de pressão e força para concretizar a laringoscopia e a intubação e, por inferência, menor possibilidade de trauma por conta da laringoscopia, sendo sua utilização muito bem indicada em casos com previsibilidade de dificuldade ou casos mais graves, como das pacientes com pré-eclâmpsia que podem sofrer com edema e fragilidade das mucosas ou aumento do risco de sangramento por eventual plaquetopenia que as acompanha. Portanto, o treinamento progressivo e contínuo nesses dispositivos se faz necessário, uma vez que as questões relacionadas ao custo quanto ao benefício de implementação desses dispositivos podem, com o tempo, se tornar viáveis.

Os dispositivos supraglóticos também fazem parte do arsenal sobre o qual se deve ter domínio e disponibilidade para acessar e manejar adequadamente as vias aéreas também na obstetrícia. São essenciais no resgate das vias aéreas no cenário denominado "não intubo, não ventilo", permitindo, conforme o modelo, tanto ventilar os pulmões como intubar através deles. Há inúmeros modelos, cada um com suas especificidades, entretanto, todos são de inserção às cegas, sem a necessidade de visualizar a laringe e a fenda glótica. Seu uso integrado com as estratégias de manutenção das vias aéreas patentes faz parte do planejamento, sendo sugerido estar à disposição quando se iniciar o manejo das vias aéreas na gestante na indução anestésica.

Indução

A indução da anestesia geral em obstetrícia em geral é por sequência rápida, eventualmente pela impossibilidade de anestesia tópica, dada a urgência do caso, ou pela pouca presença de preditores de dificuldade de ventilação ou laringoscopia e intubação. Além do preparo para a indução, já mencionado, levando em consideração a pré-oxigenação, o posicionamento e a escolha dos dispositivos e do plano estratégico, uma manobra importante a ser realizada com atenção e consciência situacional é a manobra de Sellick, com o intuito de prevenir a regurgitação e a aspiração de conteúdo gástrico. Essa manobra pode ser muito útil, entretanto, tanto durante a laringoscopia quanto durante a inserção dos dispositivos supraglóticos, sejam eles do tipo máscara laríngea ou os de inserção esofágica, podem prejudicar a visualização da fenda glótica ou o adequado acoplamento dos mesmos dispositivos de resgate de ventilação[15]. Deve-se, portanto, nessa situação interromper a manobra ou aliviar a pressão sobre a cartilagem cricotireoide, e isso só é possível se houver boa comunicação e entrosamento da equipe e consciência situacional, atributos que fazem parte das habilidades não técnicas, mas que também podem ser treinados.

CONSIDERAÇÕES FINAIS

O manejo das vias aéreas na gestante é raro e desafiador, representando um tema crucial no aumento da segurança da assistência materno-fetal. Ele vem acompanhado de imprevistos e situações pouco usuais, podendo levar ao aumento do estresse da equipe e à consequente diminuição do desempenho. Essa combinação leva a uma necessidade de constante treinamento e aperfeiçoamento da equipe para que ela possa naturalmente ficar alinhada e desempenhar suas funções de modo mais seguro. Com isso, é possível diminuir indicações desnecessárias de anestesia geral, e, quando for preciso haver essas indicações, ser executadas manobras para aumentar o tempo seguro durante a apneia e diminuir o tempo até a concretização da intubação ou o resgate da ventilação.

REFERÊNCIAS

1. Hawthorne L, Wilson R, Lyons G, Dresner M. Failed intubation revisited: 17-Yr experience in a teaching maternity unit. Br J Anaesth. 1996;76:680-4.
2. Samsoon GL, Young JR. Difficult tracheal intubation: A retrospective study. Anaesthesia. 1987;42:487-90.
3. Lyons G. Failed intubation: Six years' experience in a teaching maternity unit. Anaesthesia. 1985;40:759-62.
4. Rocke DA, Murray WB, Rout CC, Gouws E. Relative risk analysis of factors associated with difficult intubation in obstetric anesthesia. Anesthesiology. 1992;77:67-73.
5. Arne J, Descoins P, Fusciardi J, et al. Preoperative assessment for difficult intubation in general and ENT surgery: Predictive value of a clinical multivariate risk index. Br J Anaesth. 1998;80:140-6.
6. Berg CJ, Callaghan WM, Syverson C, Henderson Z. Pregnancy-related mortality in the United States, 1998 to 2005. Obstet Gynecol. 2010;116:1.302-9.
7. Cooper GM, McClure JH. Maternal deaths from anaesthesia: An extract from Why Mothers Die 2000-2002, the confidential enquiries into maternal deaths in the United Kingdom. Chapter 9: Anaesthesia. Br J Anaesth. 2005;94:417-23.

8. Turnbull A, Tindall VR, Beard RW, et al. Report on confidential enquiries into maternal deaths in England and Wales 1982-1984. Rep Health Soc Subj (Lond). 1989;34:1-166.
9. Hawkins JL, Chang J, Palmer SK, et al. Anesthesia-related maternal mortality. Clin Obstet Gynecol. 2003;46:679-87.
10. Kodali BS, Chandrasekhar S, Bulich LN, et al. Airway changes during labor and delivery. Anesthesiology. 2008;108:357-62.
11. Rocke DA, Murray WB, Rout CC, Gouws E. Relative risk analysis of factors associated with difficult intubation in obstetric anesthesia. Anesthesiology. 1992;77:67-73.
12. Quinn A, Bogod D. Chapter 23: Obstetrics. In: Cook T, Woodhall N, Frerk C. 4th National Audit Project of The Royal College of Anaesthetists and The Difficult Airway Society. Major complications of airway management in the United Kingdom.
13. Johnson RV, Lyons GR, Wilson RC, Robinson AP. Training in obstetrics general anesthesia: A vanishing art? Anaesthesia. 2000;55:163-83.
14. Frerk C, Mitchell CV, McNarry AF, et al. Difficult Airway Society intubation guidelines working group. Difficult Airway Society 2015 guidelines for management of unanticipated difficult intubation in adults. Brit J of Anae. 2015;1-22.
15. Mushambi MC, Athanassoglou V, Kinsella SM. Anticipated difficult airway during obstetric general anaesthesia: Narrative literature review and management recommendations. Anaesthesia. 2020;75:945-61.
16. Nørskov AK, Rosenstock CV, Wetterslev J, Astrup G, Afshari A, Lundstrøm LH. Diagnostic accuracy of anaesthesiologists' prediction of difficult airway management in daily clinical practice: A cohort study of 188.064 patients registered in the Danish Anaesthesia Database. Anaesthesia. 2015;70:272-81.
17. Roth D, Pace NL, Lee A, et al. Airway physical examination tests for detection of difficult airway management in apparently normal adult patients. Cochrane Database of Systematic Reviews. 2018;5:CD008874.
18. Rocke DA, Murray WB, Rout CC, Gouws E. Relative risk analysis of factors associated with difficult intubation in obstetric anesthesia. Anesthesiology. 1992;77:67-73.
19. Riad W, Ansari T, Shetty N. Does neck circumference help to predict difficult intubation in obstetric patients? A prospective observational study. Saud. J of Anaesth. 2018;12:77-81.
20. Rocke DA, Murray WB, Rout CC, Gouws E. Relative risk analyses of factors associated with difficult intubation in obstetric anesthesia. Anesthesiology 77:67, 1992.
21. American College of Obstetricians and Gynecologists. Practice bulletin n. 116: Management of intrapartum fetal heart rate tracings. Obstetrics and Gynecology. 2010;116(5):1.232-40.

11

Mecanismo de parto, dor e analgesia para o trabalho de parto

Fernando de Souza Nani
Luis Fernando Lima Castro

DESTAQUE DO TEMA

1. A causa do início do trabalho de parto é desconhecida, mas seu entendimento pode levar a prevenção de problemas obstétricos.
2. A analgesia é uma opção importante para aliviar a dor do trabalho de parto, com diferentes métodos disponíveis, sendo a técnica combinada raqui-peridural considerada eficaz e segura. A decisão de quando iniciar a analgesia deve ser baseada no desejo da mãe.
3. O trabalho de parto é dividido em quatro estágios: cervical, pélvico, placentário e o período após a dequitação, cada um com implicações anestésicas distintas.
4. Discussão sobre a dor no trabalho de parto e sua diferença em relação à dor crônica.
5. Etiologia da dor no trabalho de parto, abordando fatores como pressorreceptores e condições obstétricas.
6. Vias de condução da dor no trabalho de parto e suas repercussões materno-fetais, incluindo efeitos respiratórios, cardiovasculares e endócrinos.

INTRODUÇÃO

O trabalho de parto é o processo pelo qual as contrações uterinas, frequentes e fortes, levam ao afinamento e à dilatação cervical, possibilitando a passagem do feto, a partir do útero, pelo canal de parturição[1]. Menos de 10% das gestações terminam na data provável do parto (DPP), embora a maioria dos nascimentos ocorra no prazo de sete dias da DPP. No Brasil, cerca de 11,5% dos partos ocorrem prematuros (antes das 37 semanas de gestação), e cerca de 4% a 14% das gestações aguardam o parto até depois de 42 semanas (14 dias após o DPP, conhecido como pós-termo). Essas taxas são mais baixas para as gestações cuidadosamente datadas[2].

A causa do início do trabalho de parto, no ser humano, ainda é desconhecida. O útero em trabalho de parto aumenta a produção de prostaglandina, receptor de ocitocina e forma junções comunicantes no miométrio[3]. Os partos tanto pré quanto pós-termo são "problemas obstétricos", e o conhecimento do mecanismo de sua instalação abre novas perspectivas para sua prevenção.

ESTÁGIOS DO TRABALHO DE PARTO

O trabalho de parto é dividido em quatro estágios sucessivos, que culminam com o nascimento do concepto, como descrito a seguir:

- O primeiro estágio, também conhecido como cervical, tem início com a percepção materna de contrações uterinas regulares, efetivas e dolorosas, terminando com a dilatação cervical completa (em torno de 10 cm). Essa dilatação é necessária para possibilitar a movimentação do feto, a partir do útero para a vagina.
- O segundo estágio, ou estágio pélvico, tem início com a dilatação cervical completa e termina com o nascimento do neonato.
- O terceiro estágio, ou estágio placentário, compreende desde após o nascimento até a retirada da placenta (dequitação).
- O quarto estágio corresponde aos primeiros 60 min após a dequitação, período crítico no qual um quadro de hemorragia puerperal é mais provável de ocorrer[4].

Cada um dos estágios do trabalho de parto apresenta implicações anestésicas peculiares, e o conhecimento delas facilita o planejamento da analgesia[5].

DOR NO TRABALHO DE PARTO

Segundo historiadores bíblicos, a dor do parto foi designada por Deus como uma punição, sendo relacionada com a necessidade de vivência da dor como um processo de purgação do pecado. Em Gênesis, Deus sentenciou para a mulher: "Multiplicarei grandemente o teu sofrimento na gravidez, em meio a agonia darás à luz filhos".

A Associação Internacional para o Estudo da Dor (IASP) define a dor como "uma experiência sensorial e emocional desagradável, associada a dano real ou potencial dos tecidos"[6].

O reconhecimento e a aceitação da dor crônica, que com frequência carece de uma causa exterior óbvia, contrastam com a negação recorrente da dor do trabalho de parto, que é acompanhada por lesão tecidual visível.

Melzack, utilizando um questionário para avaliar a intensidade e o impacto emocional da dor nas gestantes, observou que nulíparas sem o treinamento compararam a dor do trabalho de parto com a de uma amputação de dedos sem anestesia[7] (Figura 1).

ETIOLOGIA DA DOR DO TRABALHO DE PARTO

A origem da dor do trabalho de parto tem como fatores etiológicos a ativação de pressorreceptores da musculatura do corpo e do fundo uterinos, que, por sua vez, causa isquemia miometrial com liberação de potássio, bradicinina, histamina, serotonina, provocando alterações inflamatórias da musculatura uterina e, por fim, estiramento, distensão e laceração do seguimento inferior do colo uterino[8].

Existem também condições obstétricas que podem interferir na dor do trabalho de parto, como paridade. A dor é mais intensa nas nulíparas, algumas

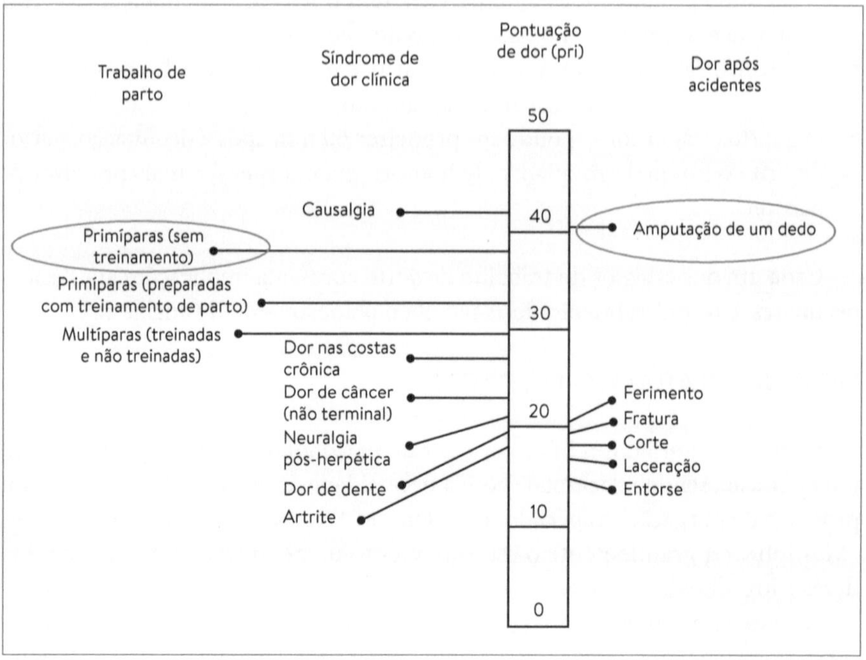

Figura 1 Comparação da avaliação da dor.
Fonte: adaptado de Melzack R, 1984.

variedades de posição fetal como a occipito-posterior, levando à compressão da 1ª raiz sacral, dismenorreias prévias, como nos casos de endometriose e ausência de preparação pré-natal adequada[9].

VIAS DE CONDUÇÃO DA DOR DO TRABALHO DE PARTO

A dor da primeira fase do trabalho de parto envolve aferentes viscerais do segmento inferior do útero e da endocérvix uterina que se misturam aos eferentes simpáticos e entram na medula espinhal, nos segmentos T10 a L1. Essa dor é amplificada ao longo do tempo como resultado da sensibilização de vias de sinalização periféricas e centrais da dor, causando liberação de prostaglandinas, citocinas, fatores de crescimento no colo do útero, o que permite que a cérvix uterina amacie e dilate[10].

A dor durante a segunda fase do trabalho de parto é transmitida pelos mesmos aferentes ativados durante a primeira fase do trabalho de parto, mas com aferentes somáticos que inervam a cérvix uterina, a vagina e o períneo e caminham dentro do nervo pudendo, entrando na medula espinhal nos segmentos S2 a S4[8].

Esses sinais de dor são modulados na medula espinhal e transmitidos ao tronco cerebral, ao cérebro e ao tálamo, esse último com projeções para o córtex, resultando na experiência sensorial e emocional da dor (Figura 2).

REPERCUSSÕES MATERNO-FETAIS DA DOR DO TRABALHO DE PARTO

A dor do trabalho de parto altera o curso obstétrico e as funções cardíaca, respiratória e metabólica maternas de uma forma complexa, que normalmente é bem tolerada, mas por vezes pode ser prejudicial tanto para a mãe quanto para o feto, sendo aliviada pela analgesia.

Do ponto de vista respiratório, durante o primeiro estágio do trabalho de parto, a dor causa hiperventilação, aumentando o volume minuto (VM) de 75% a 150%, aumento esse progressivo que pode chegar a 300% durante o segundo estágio[11,12]. Essa hiperventilação provoca alcalose respiratória e hipocarbia, que causam intensa vasoconstrição uteroplacentária e fetoplacentária, levando à hipóxia e à acidose fetais, além de desviar a curva de dissociação da hemoglobina para a esquerda, dificultando a transferência do oxigênio da placenta ao feto[13]. Além disso, a hipocarbia pode ser acompanhada de hipoventilação e apneia, causando hipóxia fetal e até mesmo inconsciência materna. O consumo de oxigênio está aumentado, aumento esse progressivo com a evolução do trabalho de parto, podendo diminuir mais ainda as reservas fisiológicas[11].

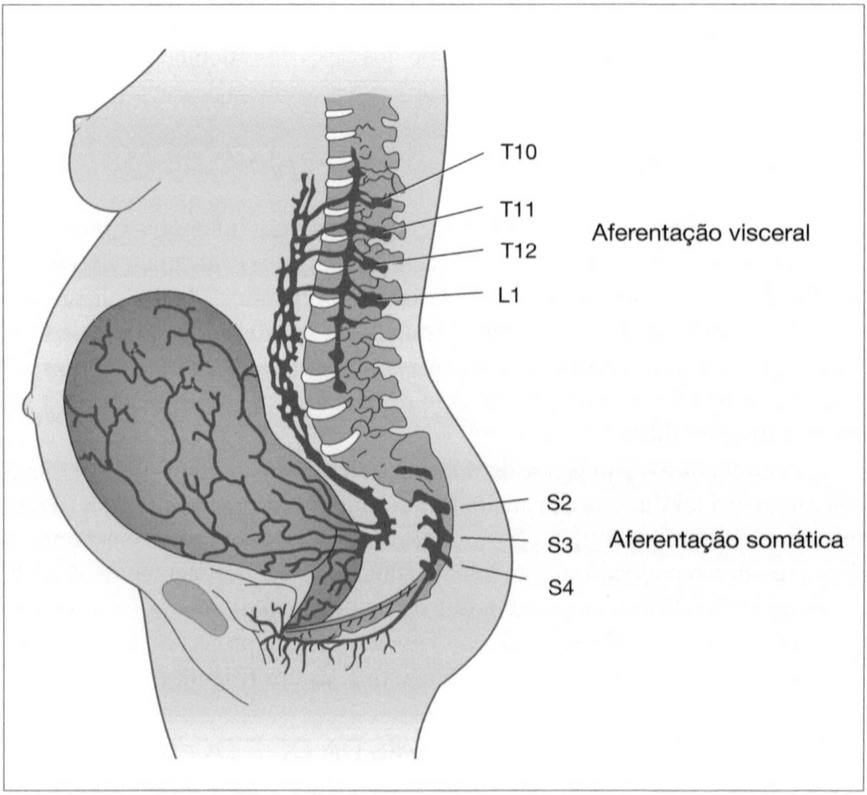

Figura 2 Vias de condução da dor do trabalho de parto.

Em relação ao sistema cardiovascular, ocorre aumento progressivo tanto do débito cardíaco (DC), por conta do aumento da volemia, quanto da frequência cardíaca (FC) materna[14,15]. Há também elevação dos níveis de catecolaminas circulantes, podendo desencadear intensa diminuição do fluxo sanguíneo uterino com alterações na FC fetal[16].

Quanto ao sistema endócrino-metabólico, na gestante a termo há aumento importante na concentração de β-endorfina[17]. Essa alteração ocorre tanto pelo aumento da produção placentária quanto por sua menor degradação[18]. O aumento na concentração de β-endorfina parece ser proporcional à intensidade e à duração das contrações uterinas, refletindo a resposta ao estresse do organismo materno[19]. Outras respostas hormonais e metabólicas podem ser vistas, como aumento na produção de angiotensina I e II por conta da renina e presença de ácidos graxos livres no sangue em razão da lipólise adrenérgica, induzida pelo estresse. A dor e a ansiedade levam ao aumento da atividade muscular (esquelética), gerando acidose metabólica fetal e materna por conta da elevação dos níveis de lactato, proporcional ao esforço materno[19].

ANALGESIA PARA O TRABALHO DE PARTO

Diante do conteúdo apresentado, fica claro que a analgesia de parto pode ser um excelente auxiliar no alívio da dor e de suas repercussões. As modalidades para analgesia são diversas, e a grande maioria é fundamentada em métodos não farmacológicos diante das técnicas farmacológicas. Desde que colocada a segurança materno-fetal como norte, antes de qualquer outro fator, os métodos não farmacológicos apresentam efetividade razoável, contudo variável, em grande razão por sujeitarem-se fortemente ao perfil individual de cada paciente.

Os métodos farmacológicos, em sua maioria, apresentam maior desempenho que os métodos não farmacológicos. As técnicas neuroaxiais correspondem ao padrão-ouro de analgesia de parto por apresentarem maior grau de efetividade e satisfação das gestantes; todavia, deve-se orientá-las quanto aos benefícios e riscos inerentes à analgesia e respeitar os desejos e escolhas de cada gestante, norteados pela segurança do binômio materno-fetal.

A partir de 2005, tornou-se possível a realização da analgesia de parto com baixas doses de anestésico local, fato que praticamente encerrou todas as críticas relacionadas aos efeitos indesejáveis associados à analgesia no neuroeixo. Com a utilização de baixas concentrações de anestésico local, foram comprovados os seguintes resultados[20,21]:

- Redução da taxa de cesarianas.
- Redução na incidência do uso de fórceps ou vácuo extrator.
- Diminuição da duração do primeiro estágio do trabalho de parto.
- Discreto aumento na duração do segundo estágio do trabalho de parto, sem que haja aumento do tempo total.
- Sem alteração nos desfechos negativos neonatais.

Outro ponto de conflito é o momento da indicação de analgesia. Culturalmente, e de maneira equivocada, muitas vezes essa decisão fica sob o poder dos profissionais de saúde envolvidos no parto ou de doulas, que assumem o julgamento do momento adequado para esse procedimento. Essa cultura tem raiz em um passado no qual se realizava analgesia de parto sistêmica ou com altas doses de anestésico local no neuroeixo. Com o advento da diminuição dessas doses e a redução de implicações nos desfechos e na evolução do parto, tornou-se evidente que o único e imperativo fator decisório para a solicitação da analgesia é o desejo materno – tendo em vista ser uma avaliação pessoal, multifatorial, complexa e intransferível. Inclusive, há embasamento suficiente para proporcionar analgesia precoce, a qualquer gestante que deseje, sem que haja evolução negativa do parto[22,23].

ANALGESIA NEURAXIAL

Indução da analgesia no neuroeixo

Atualmente, as técnicas mais utilizadas para analgesia de parto resumem-se à raquianestesia, à peridural e à técnica combinada raqui-peridural contínua (duplo bloqueio). Elas favorecem diversas modalidades para iniciação e manutenção da analgesia[24].

A raquianestesia, para analgesia de parto, limita-se às situações de nascimento iminente. Nesses casos, ela tem grande valor, pois oferece analgesia mais rápida, permitindo conforto para a gestante. Corre-se o risco de muitas vezes haver necessidade do aumento da dose de indução pela impossibilidade de se permitir técnica de manutenção, o que tem chances de interferir de maneira prejudicial no parto ou causar implicações materno-fetais como hipotensão arterial e bloqueio motor. Apesar da raquianestesia contínua apresentar grande estabilidade na literatura, há necessidade da utilização de cateteres específicos com baixa disponibilidade[24].

A peridural foi a técnica de escolha para a analgesia de parto até o desenvolvimento das técnicas combinadas. Como vantagens, a peridural apresenta a não perfuração dural e uma maior disponibilidade de cateteres para as técnicas intermitentes e contínuas; contudo, quando utilizada isoladamente, tem grande latência e maior possibilidade de falha, quando comparada às técnicas combinadas[25,26].

A técnica combinada raqui-peridural tem sido a de escolha por englobar os benefícios das técnicas citadas, permitir a diminuição de doses de anestésico local e proporcionar maior satisfação materna. Dentro dessa técnica, discute-se ainda a peridural com punção dural (PDE), na qual há a realização do duplo bloqueio como técnica, porém sem a administração direta de anestésicos intratecais, com o objetivo de diminuir efeitos adversos como hipotensão arterial e prurido. Alguns questionamentos, até o momento atual, se fazem presentes e referem-se à necessidade do uso de agulha Whitacre 25 G nos casos de PDE para obtenção de melhor resultado, e se a técnica de duplo bloqueio não traria melhor benefício, diminuindo ao máximo as doses intratecais. Independentemente da opção inicial selecionada na técnica combinada raqui-peridural, certamente esta apresenta resultados mais satisfatórios em relação à técnica peridural[26] (Quadro 1).

Quadro 1 Comparativo entre os aspectos da raquianestesia e da peridural.

	Raquianestesia	Peridural
Início de ação	2-5 min	15-20 min
Vantagens	Rápido início de ação Menor massa anestésica Menor possibilidade de falha Analgesia apenas com opioide Analgesia sacral eficiente	Punção dural desnecessária Disponibilidade da técnica contínua Menor possibilidade de prurido Analgesia mais duradoura
Fármacos	Idealmente associar anestésico local com opioide	
Anestésicos locais		
Levobupivacaína	2-3,5 mg	0,0625%-0,125%
Ropivacaína	2-3,5 mg	0,08%-0,2%
Bupivacaína	1,25-2,5 mg	0,0625%-0,125%
Lidocaína	Não indicado	0,5%-1%
Opioides		
Fentanil	15-25 mcg	50-100 mcg
Sufentanil	1,5-5 mcg	5-10 mcg

Manutenção da analgesia no neuroeixo

Uma vez determinada a técnica de indução e alívio da dor da gestante, pode-se manter a analgesia pelo tempo que for necessário, através do cateter peridural. Como técnicas de manutenção, tem-se a técnica contínua e as técnicas em *bolus*, que podem ser sob demanda ou intermitentes. Como, neste capítulo, versaremos apenas sobre as técnicas realizadas através do cateter peridural, utilizaremos a seguinte nomenclatura:

1. Peridural contínua.
2. Analgesia peridural controlada pela paciente (PCEA).
3. Analgesia por *bolus* peridural intermitente controlado (PIEB).

Fundamentalmente, as técnicas de manutenção da analgesia diferirão na capacidade de dispersão do anestésico local, na estabilidade no controle álgico e no potencial em causar bloqueio motor.

A capacidade de dispersão dos anestésicos locais garante maior controle álgico por ter maior potencial de bloquear as aferências somáticas de T10 a S4; contudo, há o potencial de serem atingidos níveis torácicos mais altos, com o risco de hipotensão arterial e bloqueio de fibras cardioaceleradoras compensatórias. Desse modo, nas técnicas em *bolus* prefere-se a realização de volumes entre 5 a 10 mL com baixas concentrações de anestésico local[24].

A estabilidade do controle álgico, na literatura, é caracterizada por períodos em que a paciente permanece sem dor. Em teoria, seria garantida pelas técnicas em infusão contínua (Figura 3), entretanto, as técnicas contínuas necessitariam de infusões com volumes muito altos para ter esse potencial[27]. O desenvolvimento da técnica de PIEB permitiu uma boa cobertura álgica com estabilidade, pela realização de analgesia em intervalos fixos de tempo e pela maior previsibilidade e pelo conforto para as pacientes.

O potencial de criar bloqueio motor é maior na técnica em infusão contínua, pois em cerca de 2 h inicia-se um processo de equilíbrio entre as concentrações intra e extraneurais das soluções de anestésicos locais, e a implicação clínica desse evento é o bloqueio das fibras motoras (intraneurais) e a consequente dificuldade de movimentação das pacientes. Nesse aspecto, especificamente, as técnicas sob demanda favorecem o desfecho[28].

Diante dos aspectos apresentados anteriormente, o padrão-ouro de analgesia aceito atualmente é a técnica baseada em PIEB (Figura 4) por permitir um melhor equilíbrio entre as características expostas[28].

Independentemente da técnica escolhida, é fundamental o entendimento da adoção das técnicas centradas na utilização de baixas concentrações de anestésicos locais. Na Tabela 1, há orientação a respeito das concentrações indicadas e seus adjuvantes[29].

Tabela 1 Anestésicos locais e adjuvantes.

Anestésicos locais	
Bupivacaína	0,05-0,125%
Levobupivacaína	0,05-0,125%
Ropivacaína	0,08-0,2%
Opioides (dose por mL da solução final)	
Fentanil	1-3 mcg/mL
Sufentanil	0,1-0,3 mcg/mL

Analgesia sistêmica

A analgesia sistêmica está indicada na impossibilidade de realização da analgesia neuraxial. As contraindicações para a analgesia no neuroeixo, classicamente, são a recusa da paciente, infecção no local de punção, utilização de anticoagulantes em janela terapêutica sob o risco de hematoma espinhal, impossibilidade anatômica para abordar o local de punção e instabilidade hemodinâmica, dentre outras.

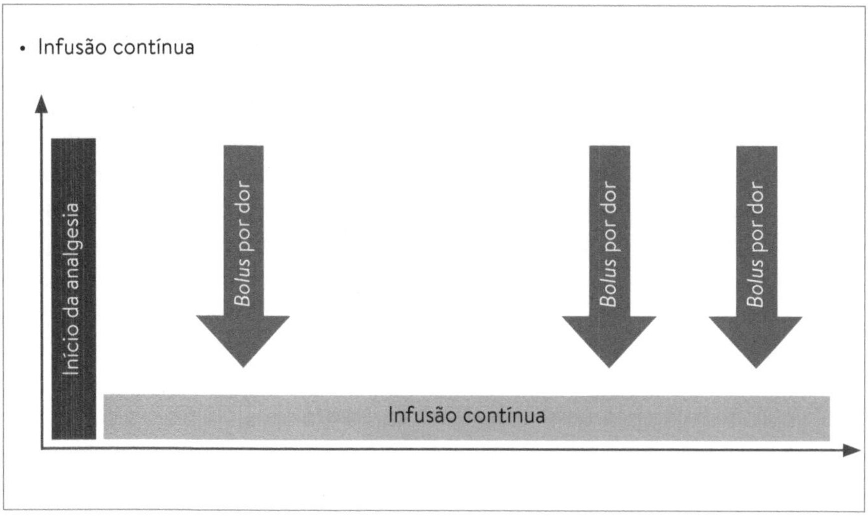

Figura 3 Técnica de infusão contínua.

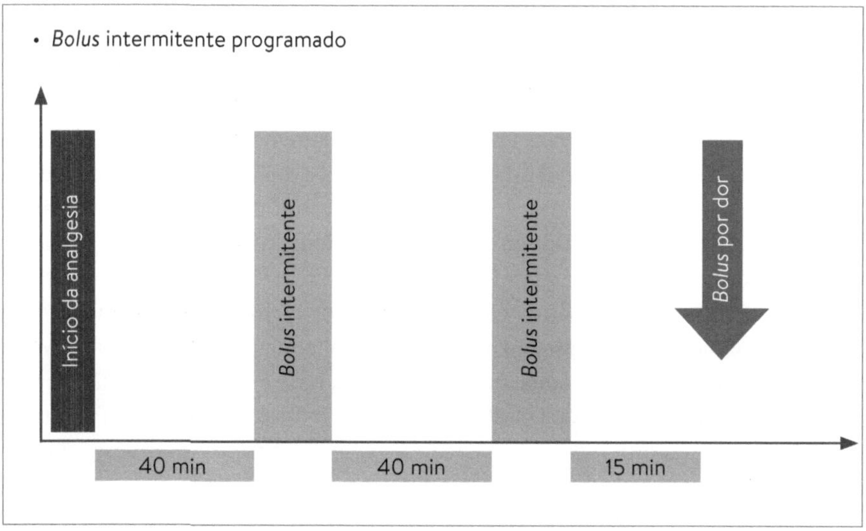

Figura 4 Técnica de *bolus* intermitente programado.

Pela complexidade deste tópico, o foco será nos fármacos mais importantes e utilizados. Nunca é demais enfatizar que a analgesia neuraxial é a primeira escolha nos casos de analgesia de parto, por seu ótimo perfil de segurança e satisfação materno-fetal.

Óxido nitroso

O óxido nitroso é o agente inalatório mais empregado para analgesia de parto no mundo. No Brasil, ele é pouco utilizado por motivos culturais, legislativos e da dinâmica dos serviços de saúde. O mecanismo pelo qual oferece analgesia é incerto, mas propõe-se que seja por estimular a liberação de opioides endógenos. Requer treinamento das gestantes, para que haja o melhor proveito durante as contrações por conta da latência de cerca de 20 s e duração de 1 min. É usado em misturas de 50% com oxigênio, em cilindros preparados. Sua utilização requer a inalação com sistemas específicos que contenham válvulas unidirecionais, a fim de diminuir a poluição do ambiente em que a gestante estiver. Pelo possível risco de anemia megaloblástica e leucopenia, muitos serviços não recomendam o uso por mais de 24 h[30].

Apesar do baixo potencial analgésico, apresenta alto grau de satisfação para as pacientes. Esse fato acaba corroborando com a ideia de que a satisfação da gestante no parto está mais envolvida na complexidade da experiência vivida, baseada em diversos fatores, que é mais complexa do que o simples tratamento da dor[31]. Não há comprovação de efeitos neonatais indesejados, todavia há dúvidas quanto ao potencial neurotóxico e cognitivo ao feto. Como efeitos maternos indesejados, existe a chance de náusea, vômito, tontura e sonolência, rapidamente revertidos pela suspensão da administração.

Opioides sistêmicos

Os opioides são alternativas importantes no manejo da analgesia da gestante em trabalho de parto, no qual está contraindicada a analgesia neuraxial. Muitos riscos associam-se aos opioides, como sedação, hipopneia, náusea, vômito e prurido. Ainda, por atravessarem a placenta, podem atingir níveis séricos fetais com o risco de bradicardia e depressão respiratória[32].

A meperidina, ou petidina, é cada vez menos utilizada para o manejo de analgesia de parto por apresentar baixo potencial analgésico e metabólito ativo com o potencial de causar consequências fatais à mãe e ao feto. Inclusive, a Organização Mundial de Saúde (OMS) e a Associação Internacional para o Estudo da Dor (IASP) recomendam a restrição de seu uso para o tratamento da dor aguda e condenam seu emprego para o tratamento da dor crônica[33].

Idealmente, os opioides devem ser administrados em sistema de demanda através de bombas de infusão no modo *patient controlled analgesia* (PCA), para justamente evitar efeitos cumulativos maiores e aumentar a segurança. Para tal, são necessários orientação e treinamento das gestantes para o uso, a fim de ser obtido o melhor resultado, tendo em vista que em muitos centros ainda se realiza infusão contínua de remifentanil, por não haver orientação e entendimento satisfatório por parte das gestantes em trabalho de parto quanto à dor e a todas as implicações do processo álgico.

Os opioides mais utilizados são o fentanil e o remifentanil, podendo o fentanil causar maior depressão respiratória neonatal, enquanto o remifentanil, maior sedação e depressão respiratória materna[34].

Para minimizar os efeitos indesejados do remifentanil na gestante, um estudo sugeriu as seguintes condutas: não tolerar que a oximetria de pulso da paciente apresente-se menor que 94%, limitar os *bolus* de remifentanil para 10 a 30 mcg e realizar uma parada na administração 5 a 10 min antes da previsão do nascimento[35].

Na Tabela 2, há algumas sugestões para o manejo sistêmico da analgesia de parto. Independentemente do anestésico escolhido, deve-se notar que a segurança materno-fetal está em primeiro lugar e, para tanto, deve ser monitorada sob um nível maior de atenção do anestesiologista.

Tabela 2 Analgesia sistêmica com opioides.

	Diluição	*Bolus*	Bloqueio	Limite 4h
Remifentanil	20 mcg/mL	10-30 mcg	2 min	-
Fentanil	10 mcg/mL	25 mcg	15 min	400 mcg

A analgesia para o parto vaginal deve ser instituída, sempre que possível, para aliviar não só a dor, mas também a ansiedade materna e suas consequências fetais. O momento adequado é aquele que a gestante julgar necessário, garantindo conforto e segurança para o binômio materno-fetal.

REFERÊNCIAS

1. Casey ML, MacDonald PC. Biomedical process in the initiation of parturition: decidual activation. Clin Obstet Gynecol, 1988;31:533-52.
2. Atenção Básica do RS [Internet]. [cited 2023 Jul 20]. Available from: https://atencaobasica.saude.rs.gov.br.
3. Garfield RE. Control of myometrial function in preterm versus term labor. Clin Obstet Gynecol, 1984;27:572-91.
4. Rouse DJ, St. John E. Normal labor, delivery, newborn care, and puerperium. In: Scott JR, Gibbs RS, Karlan BY, Haney AF, editors. Danforth's Obstetrics and Gynecology. 9th edition Philadelphia: Lippincott Williams & Wilkins; 2003. p.35-56.
5. Bonica JJ. The management of pain, 2nd ed. Philadelphia: Lea & Febirger; 1990. p. 1.326-8.
6. Merskey H. Pain terms: a list with definitions and a note on usage. Recommended by the International Association for the Study of Pain (IASP) Subcommittee on Taxonomy. Pain, 1979;6:249-52.
7. Melzack R. The myth of painless childbirth (the John J. Bonica lecture). Pain, 1984;19:321-7.
8. Bonica JJ, McDonald JS. The pain of childbirth. In: Bonica JJ, editor, The management of pain, 2nd ed. Philadelphia: Lea & Febirger; 1990. p. 1.313-43.
9. Lowe NK. The nature of labor pain. Am J Obstet Gynecol, 2002;99:433-42.
10. Julius D, Basbaum AI. Molecular mechanisms of nociception. Nature, 2001;413:203-10.

11. Bonica JJ. Maternal physiologic changes during pregnancy and anesthesia. In: Shnider SM, Moya F, editors. The anesthesiologists, mother and newborn. Baltmore: Willians & Wilkins; 1974. p. 3-19.
12. Cole PV, Nainby-Llumoore RC. Respiratory volumes in labour. Br Med J, 1962;1:1.118.
13. Aarnoudse JG, Oesburg G, Kwant A, et al. Influence of variations in pH and PaCO2 on scalp tissue oxygen tension and carotid arterial oxygen tension in the fetal lamb. Biol Neonate, 1981;40:252.
14. Ueland K, Hansen JM. Maternal cardiovascular dynamics. III. Labor and delivery under local and caudal analgesia. Am J Obstet Gynecol, 1969;103:8-18.
15. Ueland K, Hansen JM. Maternal cardiovascular dynamics. II. Posture and uterine contraction. Am J Obstet Gynecol, 1969;103:1-7.
16. Shnider SM, Wright RG, Levinson G, et al. Uterine blood flow and plasma norepinephrine changes during maternal stress in the pregnant ewe. Anesthesiology, 1979;50:524-7.
17. Houck JC, Kimball C, Chang C, et al. Placental β-endorphine-like peptides. Science, 1908;207:78-80.
18. Steinbrook RA, Carr DB, Datta S, et al. Dissociation of plasma and cerebrospinal fluid beta-endorphine immune-reactivity during pregnancy and parturition. Anesth Analg, 1982;61:893-7.
19. Thomas TA, Fletcher JE, Hill RG. Influence of medication, pain, and progress in labour on plasma-endorphin-like immune-reactivity. Br J Anaesth, 1982;54:401-8.
20. Anim-Somuah M, Smyth RM, Jones L. Epidural versus non-epidural or no analgesia in labour. Cochrane Database Syst Rev. 2011;(12):CD000331.
21. Wang TT, Sun S, Huang SQ. Effects of epidural labor analgesia with low concentrations of local anesthetics on obstetric outcomes: A systematic review and meta-analysis of randomized controlled trials. Anesth Analg. 2017 May;124(5):1.571-80.
22. Sng BL, Leong WL, Zeng Y, Siddiqui FJ, Assam PN, Lim Y, et al. Early versus late initiation of epidural analgesia for labour. Cochrane Database Syst Rev. 2014 Oct 9;(10):CD007238.
23. Lewkowitz AK, Tuuli MG, Stout MJ, Woolfolk C, Roehl K, Macones GA, et al. Epidurals and the modern labor curve: How epidural timing impacts fetal station during active labor. Am J Perinatol. 2018 Apr;35(5):421-6.
24. Wong CA. Epidural and spinal analgesia: Anesthesia for labor and vaginal delivery In: Chesnut DH, Wong CA, Tsen LC, Ngan Kee WD, Beilin Y, Mhyre JM, et al. Chesnut's obstetric anesthesia principles and practice, 6th ed. Philadelphia: Elsevier; 2020. p. 491-540.
25. Simmons SW, Taghizadeh N, Dennis AT, Hughes D, Cyna AM. Combined spinal-epidural versus epidural analgesia in labour. Cochrane Database Syst Rev. 2012 Oct 17;10(10):CD003401.
26. Chau A, Bibbo C, Haung CC, Elterman KG, Cappiello EC, Robinson JN, et al. Dural puncture epidural technique improves labor analgesia quality with fewer side effects compared with epidural and combined spinal epidural techniques: A randomized clinical trial. Anesth Analg. 2017 Feb;124(2):560-9.
27. van der Vyer M, Halpern S, Joseph G. Patient-controlled epidural analgesia versus continuous infusion for labour analgesia: A meta-analysis. Br J Anaesth. 2002 Sep;89(3):459-65.
28. Hussain N, Lagnese CM, Hayes B, Kumar N, Weaver TE, Essandoh MK, et al. Comparative analgesic efficacy and safety of intermittent local anaesthetic epidural bolus for labour: A systematic review and meta-analysis. Br J Anaesth. 2020 Oct;125 (4):560-79.
29. Halliday L, Kinsella M, Shaw M, Cheyne J, Nelson SM, Kearns RJ. Comparison of ultra-low, low and high concentration local anaesthetic for labour epidural analgesia: A systematic review and network meta-analysis. Anaesthesia. 2022;77:910-8.

30. Setty T, Fernando R. Systemic analgesia: Parenteral and inhalational agents. In: Chesnut DH, Wong CA, Tsen LC, Ngan Kee WD, Beilin Y, Mhyre JM, et al. Chesnut's obstetric anesthesia principles and practice, 6th ed. Philadelphia: Elsevier; 2020. p. 453-473.
31. Richarson MG, Lopez BM, Baysinger CL, et al. Nitrous oxide during labor: Maternal satisfaction does not depend exclusively on analgesic effectiveness. Anesth Analg 2017; 124(2):548-53.
32. Reynolds F. The effects of maternal labour analgesia on the fetus. Best Pract Res Clin Obstet Gynecol 2020; (24):289-302.
33. Botan AG, Lapena, SA. Meperidine: Opioid not indicated for analgesia. Revista Dor [online]. 2015;16(1):67-70.
34. Marwah R, Hassan S, Carvalho J, et al. Remifentanil vs fentanyl for intravenous patient--controlled labor analgesia: an observational study. Can J Anaesth. 2012;59(3):246-54.
35. Melber AA, Jeltlin Y, Huber M, Keller D, Dullenkopf A, Girard T, et al. Remifentanil patient-controlled analgesia in labour: Six-year audit of outcome data of the RemiPCA SAFE Network (2010-2015). Int J Obstet Anesth. 2019 Aug;39:12-21.

12

Analgesia pós-operatória e bloqueios da parede abdominal

Vanessa Henriques Carvalho

DESTAQUE DO TEMA

1. A analgesia pós-cesariana é essencial para garantir o bem-estar da mãe e do bebê.
2. A dor não tratada pode levar a complicações, incluindo dor persistente e depressão pós-parto.
3. A abordagem multimodal é recomendada, incluindo morfina, analgésicos não opioides e, em casos de necessidade, opioides.
4. Diversas técnicas de bloqueio regional, como o bloqueio paravertebral, o bloqueio do plano abdominal transverso, o bloqueio do músculo quadratus lombar e o bloqueio do plano eretor da espinha, são opções.
5. Compreender a fisiopatologia da dor é crucial.
6. A administração segura de anestésicos locais é fundamental para evitar complicações. O texto faz referência a várias fontes científicas como suporte.

A adequada analgesia pós-cesariana é um evento de intensa preocupação mundial basicamente pela obrigatoriedade da manutenção da segurança e do bem-estar do binômio materno-fetal. A dor aguda pós-cesariana é muitas vezes subestimada, e até mesmo não tratada devidamente, podendo desencadear quadros de hiperalgesia, dor persistente pós-operatória e depressão pós-parto. Ademais, a curto prazo, ela pode estar associada a dor intensa, dificultando e prolongando a recuperação da mãe, assim como prejudicando os laços materno-fetais e a amamentação.

A analgesia pós-cesariana envolve uma abordagem multimodal, incluindo morfina no neuroeixo, espinhal ou peridural, ainda permanecendo como padrão-

-ouro para a prevenção e o tratamento da dor aguda intensa pós-cesariana, associada a analgésicos não opioides (analgésicos centrais e anti-inflamatórios não hormonais) por via venosa. Em casos de resgate de dor aguda persistente, a administração tática de opioides também pode ser empregada. Atualmente, outras técnicas de alívio da dor estão disponíveis no arsenal terapêutico para dor pós-cesariana, dentre elas os bloqueios regionais interfasciais guiados por ultrassonografia, os bloqueios de nervos periféricos e a infiltração da ferida cirúrgica. Considerando o protocolo *enhanced recovery after surgery* (ERAS), a utilização de bloqueios regionais permite a redução de doses de opioides, diminuindo a incidência de seus efeitos adversos e propiciando melhora e rapidez na recuperação hospitalar.

Como exemplos de bloqueios da parede abdominal para tratamento e prevenção de dor aguda pós-cesariana, temos: o paravertebral (PV), o *transverse abdominal plane block* (TAP), o *quadratus lumborum block* (QL) e o *erector spinae plane block* (ESP).

É importante sempre recordar a fisiopatologia da dor, além de todas as vias nervosas implicadas na dor pós-cesariana, uma vez que temos componentes somáticos e viscerais que necessitam de abordagem. Na dor somática, parietal proveniente da incisão de Pfannenstiel e da tração de planos musculares superficiais, o PV bilateral nos níveis entre T10 e L1 pode ser empregado. Ele tem a grande vantagem de promover também um bloqueio de fibras simpáticas, incorporando a difusão de anestésicos locais para a inervação uterina via fibras simpáticas pré e pós-ganglionares do plexo hipogástrico superior e inferior, evitando a dor visceral pós-cesariana. Logo, consegue aliviar a dor somática e a dor visceral, porém com a propensão de atingir o espaço peridural e subaracnóideo, podendo gerar a intensificação desses bloqueios. Há a necessidade de treinamento adequado para a execução do bloqueio PV, por muitos considerado tecnicamente difícil. Apesar de promover alívio completo da dor, não há muita evidência para sua utilização em obstetrícia.

O TAP é um bloqueio regional interfascial realizado entre as fáscias dos músculos oblíquo interno e transverso abdominal com o intuito de bloquear indiretamente os nervos toracolombares, cobrindo os dermátomos entre T6 e L1. É bom lembrar que o TAP é excelente para dor somática, porém ineficiente para dor visceral; por esse motivo, e de acordo com diversos ensaios clínicos e metanálises, quando comparado à morfina no neuroeixo, esta controla melhor a dor pós-cesariana. Logo, o controle da dor promovido pelo TAP pode ser comparado, em termos de analgesia, com os bloqueios isolados de nervos periféricos (ilioinguinal e ilio-hipogástrico), assim como com a infiltração contínua de ferida cirúrgica. Segundo evidências, o TAP parece ser uma boa opção para analgesia pós-cesariana quando os bloqueios de neuroeixo são contraindicados, principalmente quando a anestesia geral foi a técnica de escolha para a cesariana.

O bloqueio quadrado lombar (QL) caracteriza-se por ser uma técnica de bloqueio interfascial na qual a agulha é posicionada posteriormente ao músculo transverso abdominal até a aponeurose transversa, tendo como alvo a fáscia toracolombar. Essa fáscia circunda o músculo QL, assim como a musculatura dorsal adjacente, e possui camadas anterior, média e posterior. Grandes volumes de anestésicos locais nessas camadas podem atingir os ramos cutâneos laterais dos nervos ilioinguinal, ilio-hipogástrico e nervos subcostais e difundir-se para o espaço paravertebral, encontrando as cadeias simpáticas e promovendo analgesia somática e visceral. A extensão para dermátomos superiores depende do volume total de anestésico local usado e da habilidade do anestesiologista. A técnica transmuscular é a mais indicada, na qual o anestésico local é administrado entre a fáscia do músculo psoas e a do QL, com maior proximidade do plexo lombar e difusão mais fidedigna para o espaço paravertebral. Há muitas evidências de superioridade do bloqueio QL em relação ao TAP e ao placebo quanto ao controle da dor pós-cesariana; porém, quando comparado à morfina no neuroeixo, o bloqueio do QL é inferior.

O bloqueio do plano eretor da espinha (ESP) caracteriza-se pela injeção de anestésico local (AL) entre o plano fascial do músculo eretor da espinha e o processo transverso torácico, em sentido cerebral-caudal, medial-lateral com difusão nos ramos dorsais e supostamente ventrais dos nervos espinhais. Seu mecanismo de ação ainda não está completamente elucidado, porém muitos ensaios clínicos têm demonstrado benefícios em sua utilização para o tratamento da dor pós-cesariana.

Os bloqueios interfasciais para analgesia pós-cesariana devem ser realizados com baixas concentrações de anestésicos locais e altos volumes deles. Não há uma concentração ideal ou padrão de anestésico local, porém é fato que devemos utilizar anestésicos de longa duração de ação, como a bupivacaína a 0,25% ou 0,125% ou a ropivacaína a 0,2% ou 0,1%, com volumes em torno de 15 a 20 mL para cada lado de bloqueio. O fundamental é respeitar o limite de dose máxima de anestésico local empregado.

Em todos os bloqueios interfasciais, pelo fato de utilizarmos volumes altos de anestésicos locais, há o risco de intoxicação por anestésicos locais (LAST, do inglês *local anesthetic systemic toxicity*), que deve ser evitado ou prontamente identificado e tratado de maneira adequada.

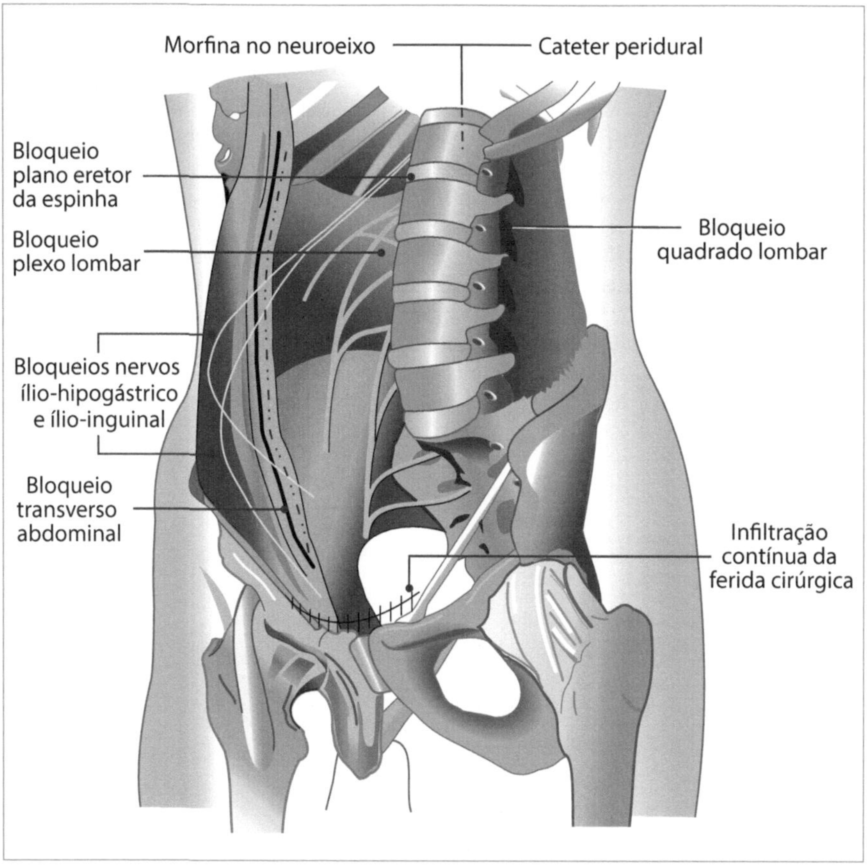

Figura 1
Adaptado de Mitchell KD, et al., 2019.

REFERÊNCIAS

1. Roofthooft E, Joshi GP, Rawal N, et al. PROSPECT Working group of the European Society of Regional Anaesthesia and Pain Therapy and supported by the Obstetric Anaesthetists' Association. PROSPECT guideline for elective caesarean section: Updated systematic review and procedure-specific postoperative pain management recommendations. Anaesthesia. 2021;76:665-80.
2. Mitchell KD, Smith CT, Mechling C, Wessel CB, Orebaugh S, Lim G. A review of peripheral nerve blocks for cesarean delivery analgesia. Reg Anesth Pain Med. 2019 Oct 25:rapm-2019-100752.
3. Nair V, Henry R. Bilateral paravertebral block: A satisfactory alternative for labour analgesia. Can J Anaesth. 2001;48:179-84.

4. Champaneria R, Shah L, Wilson MJ, et al. Clinical effectiveness of transversus abdominis plane (TAP) blocks for pain relief after caesarean section: A meta-analysis. Int J Obstet Anesth. 2016; 28:45-60.
5. Sakalli M, Ceyhan A, Uysal HY, et al. The efficacy of ilioinguinal and iliohypogastric nerve block for postoperative pain after caesarean section. J Res Med Sci. 2010;15:6-13.
6. 6. Blanco R, Ansari T, Riad W, et al. Quadratus lumborum block versus transversus abdominis plane block for postoperative pain after cesarean delivery: A randomized controlled trial. Reg Anesth Pain Med. 2016;41:757-62.
7. 7. Forero M, Adhikary SD, Lopez H, et al. The erector spinae plane block: A novel analgesic technique in thoracic neuropathic pain. Reg Anesth Pain Med. 2016;41:621-7.
8. 8. Ivanusic J, Konishi Y, Barrington MJ. A cadaveric study investigating the mechanism of action of erector spinae blockade. Reg Anesth Pain Med. 2018;43:567-71.
9. Ribeiro Junior IDV, Carvalho VH, Brito LGO. Erector spinae plane block for analgesia after cesarean delivery: A systematic review with meta-analysis. Braz J Anesthesiol. 2022;72:506-15.

Parada cardiorrespiratória durante a gestação

Fabio Luis Ferrari Regatieri
Silvio Tacla Alves Barbosa

DESTAQUE DO TEMA

1. Nos EUA, dados da American Heart Association (AHA) apontam que 1 a cada 12.000 pacientes admitidas para parto evoluem para parada cardiorrespiratória (PCR).
2. O manejo da PCR na gestante leva em consideração o fato de haver dois pacientes envolvidos, as alterações fisiológicas da gestação e as causas específicas de PCR nessas pacientes.
3. Algoritmos de reanimação de gestantes apresentam muitas semelhanças com protocolos para pacientes não gestantes, porém algumas especificidades devem ser consideradas pela equipe multiprofissional envolvida.

INTRODUÇÃO

A parada cardiorrespiratória (PCR) na gestante é um dos mais desafiadores cenários clínicos. Embora a maioria das características da ressuscitação da grávida é semelhante à ressuscitação padrão de um adulto, vários aspectos e considerações são diferentes.

A diferença mais óbvia é que, nesse caso, existem dois pacientes, a mãe e o feto. Os responsáveis pela reanimação cardiopulmonar (RCP) devem ter uma compreensão completa dos fatores fisiológicos, fisiopatológicos e epidemiológicos que levam à mortalidade materna para melhor prevenir e tratar a parada cardíaca na gravidez.

Mortalidade materna é definida como o óbito de uma gestante durante a gravidez e até 42 dias após o parto ou a interrupção da gravidez, desde que a causa da morte esteja relacionada ou foi agravada pela gravidez ou seu manejo.

Estudos anteriores sugeriram que a PCR em mulheres grávidas é mais responsiva à RCP em comparação com PCR na população geral, uma vez que as mulheres grávidas são tipicamente jovens.

A taxa de sobrevivência materna até a alta hospitalar em PCR intra-hospitalar pode ser tão alta quanto 59%, enquanto o valor correspondente para PCR materna fora do ambiente hospitalar é muito menor, em torno de 17%.

A chave para o sucesso na RCP materna é a precocidade, a adequação e a alta qualidade das manobras. Assim, a resposta rápida e coordenada por uma equipe multidisciplinar de anestesistas, obstetras, neonatologistas e enfermeiros é essencial para que se obtenha os melhores resultados.

FATORES EPIDEMIOLÓGICOS E ETIOLÓGICOS

Primeiramente, cabe definir o que são causas de óbito materno diretas e indiretas:

- **Morte materna obstétrica direta:** é aquela que ocorre por complicações obstétricas, durante gravidez, parto ou puerpério, relacionadas a intervenções, omissões, tratamento incorreto ou uma cadeia de eventos, resultantes de qualquer uma dessas causas.
- **Morte materna obstétrica indireta:** é aquela resultante de doenças que existiam antes da gestação ou que se desenvolveram durante esse período, não provocadas por causas obstétricas diretas, mas agravadas pelos efeitos fisiológicos da gravidez.

Quanto aos dados epidemiológicos, sabemos que variam muito conforme a população e os cuidados a que a gestante tem acesso. Mesmo considerando esses fatores, ainda podem ser controversos, como colocado a seguir.

Dados recentes da amostra de internação nacional dos EUA sugerem que a parada cardíaca ocorre em 1 a cada 12.000 admissões para o parto. Quando expandimos a base populacional para estudos que abrangem outros países desenvolvidos, como Canadá, Reino Unido e Holanda, os números ficam entre 1 em 12.000 e 1 em 36.000[4].

Globalmente, 800 mortes maternas ocorrem diariamente. Tendências de mortalidade materna nos EUA, conforme relatado pelo Centro de Controle e Prevenção de Doenças entre 1989 até 2009, documentaram um aumento constante de 7,2 mortes por 100.000 nascidos vivos em 1987 para 17,8 óbitos por 100.000 nascidos vivos em 2009[5].

As estimativas globais para o ano de 2017 indicavam que ocorreriam 295.000 mortes maternas, um número 35% menor do que em 2000, quando o número registrado foi de 451.000 óbitos. Assim, a taxa de mortalidade materna mundial para o ano 2017 foi estimada em 211 por 100.000 nascidos vivos, representando uma redução de 38% desde 2000, quando o número estimado foi 342 para 100.000 nascidos vivos, correspondendo a uma redução anual de 2,9%[6].

Por outro lado, a incidência de PCR e mortalidade maternas tem aumentado em vários países nos últimos 30 anos. Esse aumento pode ser explicado em parte por mais gestantes com fatores de risco, com destaque para aumento da idade materna, obesidade e condições médicas crônicas preexistentes. Causas comuns que se associam a problemas cardíacos maternos e que podem levar a PCR e morte incluem complicações anestésicas, sangramento, doença cardiovascular, embolia, atonia uterina e hipertensão/pré-eclâmpsia/eclâmpsia.

As taxas e etiologias comuns da mortalidade materna diferem significativamente em diferentes partes do mundo. Embora doenças preexistentes, doenças cardiovasculares, cardiomiopatias, infecção e hemorragia predominem como causas da mortalidade materna em ambientes com bons recursos e cuidados de saúde, a maioria da mortalidade materna em países pobres resulta de hemorragia, e a falha no resgate de pacientes com PCR causada por hemorragia e hipovolemia em áreas com poucos recursos é um problema urgente.

No Reino Unido, 25% das paradas cardíacas na gestante foram relacionados à anestesia (problema com intubação traqueal, colapso cardiovascular após anestesia epidural, raquianestesia total), com obesidade complicando a maioria desses casos. Tais dados devem servir de alerta para os anestesiologistas.

No Brasil, as causas obstétricas diretas respondem por 66,7% das mortes maternas, e entre elas estão: doenças hipertensivas, síndromes hemorrágicas, complicações do aborto e infecções puerperais (Tabela 1).[7]

Entre as causas diretas, a doença hipertensiva da gravidez e, em particular, pré-eclâmpsia e eclâmpsia continuam entre as três principais causas de mortalidade e morbidade materna a nível global (Tabela 2).

A pré-eclâmpsia também aumenta os riscos fetais. As síndromes hipertensivas são a principal causa de morte materna nos países desenvolvidos e em desenvolvimento.

Entre as causas hemorrágicas, o descolamento prematuro de placenta é uma de suas principais etiologias durante a segunda metade da gestação. Também é uma das mais relevantes causas de morbimortalidade materna, considerando-se seus diversos fatores agravantes, que incluem hemorragia, necessidade de transfusão, realização de histerectomias de emergência, coagulação intravascular disseminada (CIVD) e falência renal. Outra importante causa de hemorragia maciça durante o parto é a placenta prévia acompanhada ou não de acretismo.

Alguns fatores de risco relacionados a essa condição são parto cesáreo prévio, cirurgia intrauterina, abortamento, tabagismo, gestação gemelar, paridade crescente e idade materna.

Tabela 1 Óbito materno no Brasil – causas diretas, de 1996 a 2018.

Diretas	Números totais	Porcentagem
Hipertensão	8.186	45,8%
Hemorragia	5.160	28,9%
Infecção puerperal	2.624	14,7%
Abortamento	1.896	10,6%
Total	17.866	100%

Fonte: adaptado de Boletim Epidemiológico, MS, 2020.

Tabela 2 Óbito materno no Brasil – causas indiretas, de 1996 a 2018.

Indiretas	Números totais	Porcentagem
Aparelho circulatório	2.848	43,5%
Aparelho respiratório	1.748	26,7%
Aids	1.108	17%
Outras doenças infecciosas	839	12,8%
Total	6.543	100%

Fonte: adaptado de Boletim Epidemiológico, MS, 2020.

No entanto, as taxas de mortalidade materna são apenas uma pequena representação de eventos críticos maternos. Assim, eventos graves que poderiam levar à PCR materna (*near miss*) devem ser considerados.

Dados da Holanda mostram uma incidência de "quase morte" materna de 1:141 no parto em pacientes teoricamente saudáveis. Entre os casos com morbidade materna grave, há uma taxa geral de letalidade de 1:53. Assim, déficits de conhecimento e habilidades de ressuscitação deficientes, resultando em preparo inadequado dos profissionais de saúde, podem ser os principais contribuintes para resultados ruins uma vez que a parada cardíaca tenha ocorrido[9].

O atendimento precoce e a RCP de alta qualidade desempenham papéis importantes no aumento da sobrevivência. Portanto, é imperativo que os médicos saibam como lidar com isso.

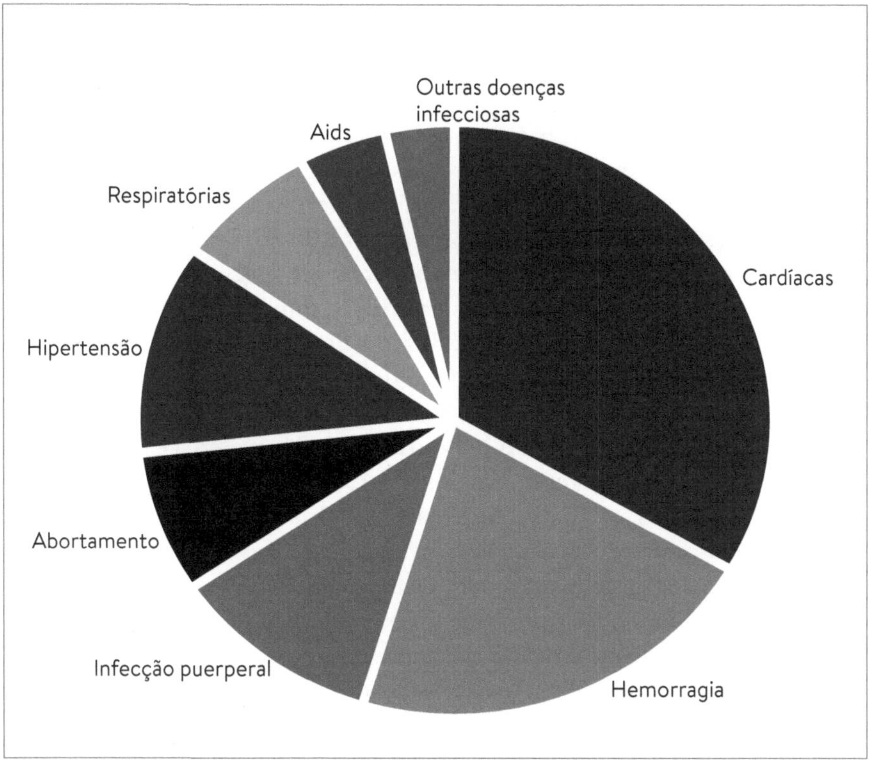

Figura 1 Óbito materno no Brasil – todas as causas, de 1996 a 2018[8].

Tabela 3 Mnemônico das causas comuns de PCR em gestantes.

Mnemônico: causas comuns de PCR em gestantes	
A	Anestesia, acidentes: complicações da anestesia, trauma
B	*Bleeding* (sangramento): sangramento e coagulopatia
C	Cardiológicas: infarto agudo do miocárdio (IAM), dissecção aórtica, cardiomiopatia
D	Drogas: ilícitas, magnésio, intoxicação por anestésicos locais
E	Embolia: coronariana, pulmonar, amniótica
F	Febre: sepse
G	Geral: diagnósticos diferenciais padrões do suporte avançado de vida (SAV) (Hs e Ts)
H	Hipertensão: pré-clâmpsia e eclâmpsia

ALTERAÇÕES FISIOLÓGICAS DA GESTAÇÃO E IMPLICAÇÕES PARA A PCR/RCP

Embora a ressuscitação de uma gestante seja semelhante ao padrão de reanimação para adultos em geral, as alterações fisiológicas que ocorrem durante a gravidez impõem desafios clínicos adicionais. Entre outras mudanças fisiológicas, há a compressão aorto-cava que ocorre a partir das 20 semanas de gestação, quando o crescimento da unidade uteroplacentária é suficiente para comprimir a aorta, a veia cava inferior ou ambas na posição supina. Tal compressão pode reduzir o débito cardíaco (DC) em até 30% ou 40%.

O DC aumenta de 1 a 1,5 L/min após a 10ª semana de gestação. A frequência cardíaca (FC) materna aumenta de 15 a 20 batimentos acima dos valores não gravídicos ao longo da gestação. A pressão arterial (PA) materna é menor do que a de não grávidas, em valores médios de 10 a 15 mmHg. Na vigência de sangramentos significativos, os sinais clínicos característicos, hipotensão e taquicardia, podem ser mascarados[10].

Anemia fisiológica com hematócrito baixo tem seu pico por volta da 34ª semana de gestação e ocorre pelo aumento do volume plasmático de 40% a 50% acompanhado por menor aumento no volume de glóbulos vermelhos. Assim, um menor hematócrito nos casos de hipovolemia e hemorragia aguda pode ser erroneamente interpretado como anemia fisiológica. Além disso, durante a hipovolemia, o fluxo sanguíneo tende a ser desviado para a placenta e a circulação uterina. Ainda assim, mesmo que a parturiente pareça estável, pode ocorrer redução severa do fluxo sanguíneo fetal. É fundamental entender que a gestante pode cursar com ausência de quaisquer sinais evidentes de instabilidade hemodinâmica, mesmo no caso de hemorragias tão graves quanto a perda de 35% da volemia. Portanto, a reposição volêmica deve ser iniciada cedo, e o local da infusão deve ser acima do nível do diafragma para que a ressuscitação "escape" dos efeitos da compressão aorto-cava.

Há um aumento no consumo de oxigênio e do volume minuto (VM) na gestação, especialmente às custas de aumento da frequência respiratória (FR). Já a capacidade residual funcional diminui de maneira importante, como consequência da expansão do útero gravídico, da elevação do diafragma e da redução do volume da caixa torácica. A curva de dissociação do O é deslocada para a direita; portanto, uma pressão parcial de O mais alta é necessária para uma adequada oxigenação materna. Essas alterações resultam em desenvolvimento mais rápido de hipoxemia, especialmente durante períodos de apneia[10].

As consequências das alterações hormonais da gravidez, como edema das vias aéreas superiores, aumento do tamanho da mama e ganho de peso, podem resultar em dificuldades e atraso no estabelecimento da ventilação e da intubação.

O esvaziamento gástrico retardado causado pelo aumento dos níveis de progesterona aumenta o risco de aspiração durante a ventilação sob máscara facial e intubação. Nessa população, o jejum nem sempre representa estômago vazio e, além disso, muitas pacientes podem vir ao serviço de obstetrícia tendo realizado lautas refeições.

Assim, na gravidez, o manejo rápido das vias aéreas durante a ressuscitação é mandatório, muito embora complicado por conta de potencial estômago cheio e risco de regurgitação, dificuldade de ventilação e intubação, agravadas por baixa tolerância à apneia e dessaturação rápida[10].

Durante a RCP, boas compressões torácicas manuais podem produzir aproximadamente 30% do DC normal para adultas não gestantes. Entretanto, a compressão aorto-cava no final da gravidez reduz ainda mais o DC, para aproximadamente cerca de 10% do DC não grávido[11].

SISTEMATIZAÇÃO DO ATENDIMENTO À GESTANTE EM ESTADO CRÍTICO

Geralmente, a PCR na gestante é precedida por deterioração clínica prévia, o que contitui uma oportunidade para o time de reanimação tratar a paciente antes do evento fatal, previnindo a evolução para PCR e, evidentemente, melhorando o prognóstico materno-fetal.

A American Heart Association (AHA, Associação Americana do Coração) recomenda a adoção institucional de escores de alerta precoce (Early Warning Scores – EWS) validados em pacientes obstétricas. Constatada a situação de instabilidade, a gestante deve ser posicionada em decúbito lateral esquerdo (DLE), com oferta de O_2 100% em máscara facial e acesso venoso acima do diafragma, sendo feitos investigação e tratamento de causas que levam à condição[5].

Assim, escores de alerta, visando estratificar a gravidade da gestante, têm sido propostos, a fim de otimizar as intervenções e preparar a equipe para possíveis cenários de emergência[5]. Na Tabela 4, observamos um desses escores:

Seja qual for a metodologia e os critérios definidos pelo serviço para classificar a gestante como instável, deve ser desencadeada resposta rápida ao quadro clínico, o que é essencial à prevenção da parada cardíaca. A hemodinâmica materna deve ser otimizada; a hipoxemia deve ser tratada; e o acesso venoso deve ser estabelecido.

São recomendações gerais:

1. A paciente deve ser colocada em DLE para aliviar a compressão aorto-cava (classe I; nível de evidência C).

2. A administração de oxigênio a 100% por máscara facial para tratar ou prevenir a hipoxemia é recomendada (classe I; nível de evidência C).
3. O acesso intravenoso deve ser estabelecido acima do diafragma para garantir que medicações e fluidos administrados cheguem à circulação central rapidamente e não sofram o efeito da compressão aorto-cava (classe I; nível de evidência C).
4. Fatores precipitantes devem ser investigados e tratados (classe I; nível de evidência C).
5. Deve ser feita monitorização materna e fetal.
6. A equipe de PCR da gestante precisa ser formada e estar de prontidão.

Tabela 4 Exemplo de avaliação sistematizada codificada por cores, com escore de pontuação adaptado[12].

Variável/ Pontuação	3	2	1	0	1	2	3
PA sistólica (mmHg)	< 80	80-89		90-139	140-149	150-159	≥ 160
PA diastólica (mmHg)				< 90	90-99	100-109	≥ 110
FR (min)	< 10			10-17	18-24	25-29	≥ 30
FC (min)	< 60			60-110		11-149	≥ 150
FiO para manter SpO_2 ≥ 96%				Ar ambiente	24-39%		≥ 40%
Temperatura (°C)	< 34		34,0-35,0	35,1-37,9	38,0-38,9		≥ 39
Nível de consciência				Alerta			Rebaixado

Fonte: adaptado Carle et al., 2013.
Obs.: pontuação ≥ 6 deve desencadear um pedido de apoio da unidade de terapia intensiva (UTI) ou equipe de resposta rápida e início do monitoramento contínuo dos sinais vitais.

Ainda sobre o preparo para atendimento à PCR materna, a atualização do suporte avançado de vida em cardiologia (ACLS) de 2020 propõe algumas ações, resumidas na Tabela 5.

SISTEMATIZAÇÃO DO ATENDIMENTO À GESTANTE EM PCR

Diante da evolução de uma gestante para PCR, medidas gerais aplicáveis a qualquer adulto devem ser adotadas.

O diagnóstico inicial se baseia na perda da responsividade, e a investigação desse item se apoia nas estimulações verbal e tátil vigorosas. A ausência de resposta deve desencadear uma chamada de ajuda qualificada, com o acionamento da equipe de PCR na gravidez (descrita anteriormente) e a busca por um desfibrilador. Caso instalado, o monitor fetal deve ser retirado antes da desfibrilação.

Tabela 5 Recomendações para planejamento e preparação para parada cardíaca na gravidez.

Recomendações
Planejamento da equipe para parada cardíaca na gravidez deve ser feito em colaboração com a obstetrícia, neonatologia, anestesiologia, UTI, emergencistas, times de resposta rápida, enfermagem treinada.
Como o retorno à circulação espontânea (RCE) pode não ser obtido imediatamente, recursos locais para cesariana devem ser acionados assim que a parada cardíaca em uma mulher na segunda metade da gravidez é reconhecida.
Protocolos para gerenciamento de PCR extra-hospitalar na gravidez devem ser desenvolvidos a fim de facilitar o transporte oportuno a um centro com capacidade para realizar imediatamente cesariana , enquanto é aplicada ressuscitação contínua.

Fonte: adaptado de de Panchal et al., 2020.

Imediatamente após a chamada de ajuda, o resgatista deve checar simultaneamente o pulso carotídeo e a respiração da paciente, sem ultrapassar dez segundos. A percepção de ausência de pulso (ou incapacidade de sentir o pulso) deve ser imediatamente sucedida pelo início das compressões torácicas (massagem cardíaca externa - MCE), intercaladas com ventilação sob pressão positiva (VPP), preferencialmente com um dispositivo bolsa-válvula-máscara (AMBU), com oxigênio a 100% (fluxo de 10 a 15 L · min), na proporção de 30 compressões para 2 ventilações, enquanto a paciente não tiver sua via aérea controlada com dispositivo avançado (tubo traqueal - TT ou dispositivo supraglótico - DSG). Ainda, o momento da PCR deve ser anotado (Figura 2).

O deslocamento uterino para a esquerda (DUE) deve ser providenciado assim que possível, mas não deve atrasar o início da MCE. Há três formas possíveis de promover o DUE[14]:

1. Inclinação da maca para a esquerda (até aproximadamente 30°), seja através do acionamento da maca cirúrgica com esse intento ou, se a paciente estiver em uma cama comum, através da interposição da prancha rígida de reanimação sob o tórax e a colocação de coxins (por exemplo, lençóis dobrados) entre a prancha e o colchão, procurando estabelecer um DLE próximo a 30°. Esse método de DUE é o menos eficaz, relativamente polêmico e deve ser utiliza-

do apenas na impossibilidade da realização dos métodos seguintes (classe IIb, nível de evidência C)[13,14].

2. Deslocamento manual com uma mão.
3. Deslocamento do útero com duas mãos (bimanual), tido como a forma mais eficiente de aliviar a compressão aorto-cava (classe IIa, nível de evidência C).

Assim como em outras situações, a desfibrilação deve ser imediata caso a PCR se dê em ritmos chocáveis: taquicardia ventricular sem pulso (TVSP) ou fibrilação ventricular (FV). A carga administrada não difere daquela selecionada para outros adultos, 120 a 200 J nos desfibriladores bifásicos ou o valor máximo possível nos equipamentos monofásicos.

Caso a PCR se dê em ritmos não chocáveis, assistolia ou atividade elétrica sem pulso, deve-se administrar adrenalina, 1 mg, assim que o acesso intravenoso esteja disponível. Na impossibilidade de acesso venoso, acesso intraósseo deve ser obtido.

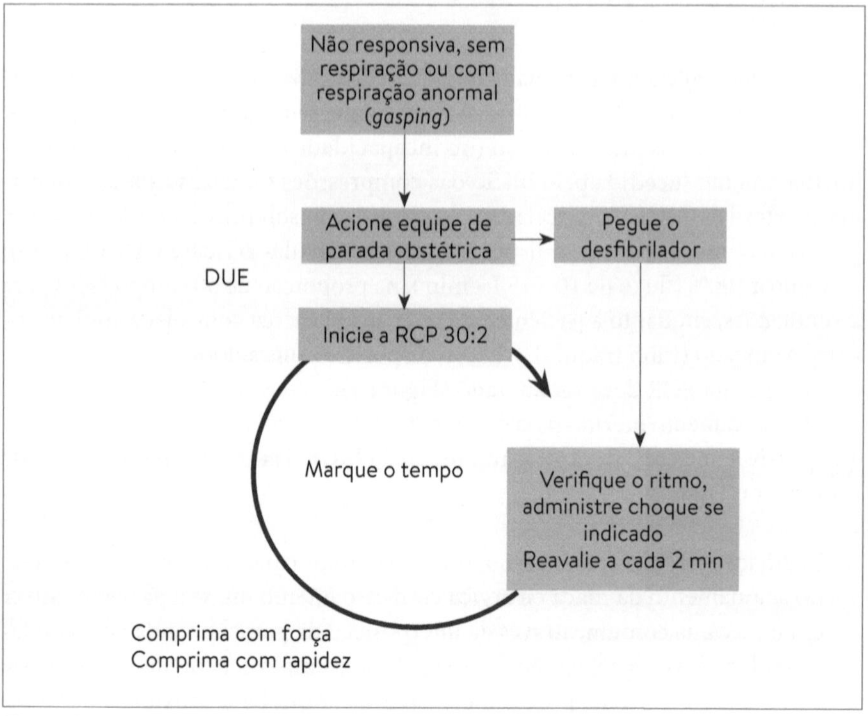

Figura 2 Algoritmo circular do SBV adulto adaptado à gestante[13].

Muito embora as condutas quanto à terapia elétrica (desfibrilação) e à farmacológica (adrenalina, amiodarona ou lidocaína devem ser administradas nos momentos e doses previstos no algoritmo do SAV) não difiram em relação à população adulta, é de bom tom que a via aérea avançada seja instalada o mais precocemente possível, em virtude das alterações respiratórias e metabólicas próprias da grávida[10] (Tabela 6).

Tabela 6 Terapêutica farmacológica da PCR no adulto adaptada à gestante[13].

Ritmos não chocáveis: assistolia/AESP
• Adrenalina 1 mg após o segundo choque – repetir a cada 2 ciclos (3 a 5 min).
Ritmos chocáveis: TVSP/FV
• Adrenalina 1 mg após o segundo choque – repetir a cada 2 ciclos (3 a 5 min). • Amiodarona 300 mg após o terceiro choque – repetir uma vez, 150 mg após o quinto choque. OU • Lidocaína 1,0 a 1,5 após o terceiro choque – repetir 0,5 a 0,75 mg · kg-1 após o quinto choque.
Independentemente do ritmo

• Parou na vigência de infusão de magnésio, considerar infusão de cálcio:
  • 10 ml de cloreto de cálcio a 10%
  • 10 a 30 ml de gluconato de cálcio a 10%

Além disso, a extração fetal (cesárea *perimortem*) deve ser indicada a partir do quarto minuto de reanimação sem retorno à circulação espontânea, objetivando a retirada do concepto até o quinto minuto. Contudo, não se deve aguardar esse tempo em casos de prognóstico materno desfavorável e feto viável[5].

Cesárea *perimostem* é definida como a cesárea que ocorre em gestante em PCR, geralmente durante manobras de RCP. Como regra geral, ela é indicada em casos de grave comprometimento hemodinâmico da paciente, secundário à compressão uterina. Considerando que a compressão aorto-cava pode ocorrer após 20 semanas de gestação, ou quando o fundo uterino está acima de cicatriz umbilical, esse é o critério utilizado na prática para a indicação.

A cesárea *perimortem* deve ocorrer no local onde estiver acontecendo a RCP, que não pode ser interrompida. Não é indicado o transporte da paciente à sala cirúrgica para a realização do procedimento. Ela pode ser iniciada apenas com um bisturi, e a técnica realizada – vertical ou Pfannenstiel – fica a critério do obstetra. Em casos de retorno à circulação espontânea, recomenda-se a administração de antibiótico profilático, bem como de ocitocina – com cautela, atentando-se aos efeitos adversos da medicação. Caso não haja retorno à circulação espontânea, segue-se às manobras de RCP, buscando as possíveis causas e o tratamento. Caso a PCR ocorra em pacientes em trabalho de parto, com dilatação total e feto em posição baixa, a assistência ao parto vaginal pode ser considerada[5].

Em caso de retorno à circulação espontânea, a paciente deve ser encaminhada à UTI ou ao centro cirúrgico, se houver indicação de procedimento cirúrgico de emergência. O tratamento da causa que levou à PCR deve ser mantido e concluído.

Caso não tenha sido realizada a cesárea perimortem, mantém-se a paciente em DLE e realiza-se a monitorização fetal contínua, para avaliação de indicação de resolução da gestação.

Diante do retorno à circulação espontânea, os cuidados pós-parada estão indicados a seguir, seguindo as diretrizes dos pacientes adultos, conforme as diretrizes da AHA, listadas nas Tabelas 7 e 8.

Tabela 7 Cuidados pós-parada na gestante.

Exames: Hb, Ht, eletrólitos, gasometria arterial, ureia, creatinina, glicemia, enzimas cardíacas, ECG de 12 derivações, RX de tórax
Tratamento e diagnóstico da causa da PCR: reperfusão coronariana imediata quando indicada
Estabilização – ventilação: manter ETCO entre 35 a 40 mmHg (normocapnia)
Estabilização – oxigenação: manter SpO ≥ 94%; evitar hiperóxia: menor FiO possível
Estabilização – manter PA (PAM ≥ 60-65 mmHg ou PAS ≥ 90 mmHg)
Controle direcionado de temperatura
Controle glicêmico (144-180 mg · dL), evitar hipoglicemia
Retomar monitorização fetal, se indicado
Avaliar prognóstico neurológico

Fonte: adaptado de Panchal et al., 2020.

Tabela 8 Tratamento da hipotensão após RCE[13].

Bolus de volume (ringer ou salina 0,9%): 1.000 a 2.000 mL
Drogas vasoativas Epinefrina: 0,1-0,5 mcg · kg · min ou 7 a 35 mcg · min Norepinefrina: 0,1-0,5 mcg · kg · min
Dopamina (na ausência das anteriores): 5-20 mcg · kg · min

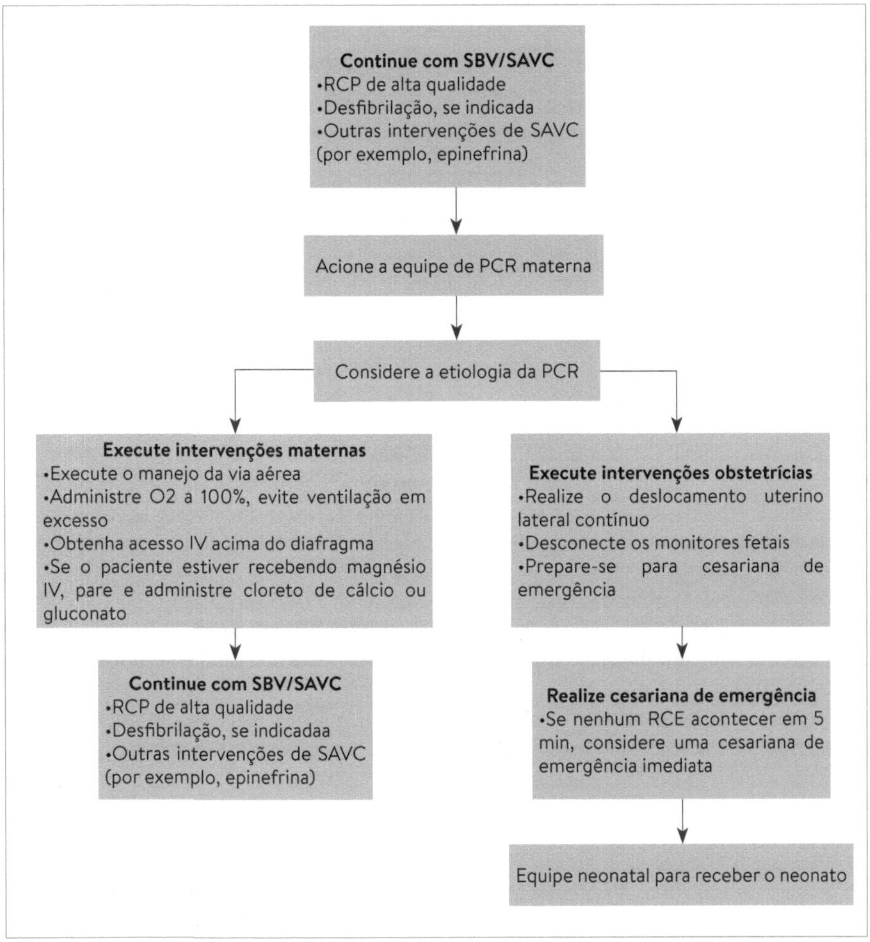

Figura 3 Organograma do ACLS para atendimento da PCR na gestante[13].

CONSIDERAÇÕES FINAIS

O manejo da PCR em gestantes depende de alinhamento de equipe completa e treinada para atendimento.

Deve-se dar atenção especial à descompressão aorto-cava com deslocamento uterino para a efetividade das manobras de RCP.

Cesárea *perimortem*: realizar quando há compressão aorto-cava, idealmente em 4 min se não houver retorno à circulação espontânea.

Considerar as causas específicas de PCR em gestante e dar prioridade ao controle da via aérea.

REFERÊNCIAS

1. Beckett VA, Knight M, Sharpe P. The CAPS Study. Incidence, management and outcomes of cardiac arrest in pregnancy in the UK: A prospective, descriptive study. BJOG. 2017;124(9):1.374-81.
2. 2. Mhyre JM, Tsen LC, Einav S, Kuklina EV, Leffert LR, Bateman BT. Cardiac arrest during hospitalization for delivery in the United States, 1998-2011. Anesthesiology. 2014;120(4):810-8.
3. Lipowicz AA, Cheskes S, Gray SH, Jeejeebhoy F, Lee J, Scales DC, et al. Incidence, outcomes and guideline compliance of out-of-hospital maternal cardiac arrest resuscitations: A population-based cohort study. Resuscitation. 2018;132:127-32.
4. Madden AM, Meng ML. Cardiopulmonary resuscitation in the pregnant patient. BJA Education. 2020, 20(8): 252-8.
5. Jeejeebhoy FM et al. Cardiac arrest in pregnancy: A scientific statement from the American Heart Association. Circulation. 2015;132:1.747-73.
6. World Health Organization. Trends in maternal mortality 2000 to 2017: estimates by WHO, UNICEF, UNFPA, World Bank Group and the United Nations Population Division. World Health Organization [Internet]. 2019. [cited 2023 Jul 20]. Available from: https://apps.who.int/iris/handle/10665/327595.Acessado em 25/janeiro/2023.
7. Dias JMG et al. Mortalidade materna. Rev Med Minas Gerais. 2015;25(2):173-9.
8. Boletim epidemiológico número 20, 2020, figura 5, Ministério da Saúde do Brasil [Internet]. [cited 2023 Jul 20]. Available from: https://www.arca.fiocruz.br/handle/icict/50880, no dia 25/01/2023.
9. Zwart JJ et al. Severe maternal morbidity during pregnancy, delivery and puerperium in the Netherlands: A nationwide population-based study of 371,000 pregnancies. BJOG. 2008;115:842-50.
10. Durga P, Padhy S, Bardaa A. Challenges of cardiopulmonary resuscitation during pregnancy. Ind J Car Dis Wom. 2019;4:32-9.
11. Enomoto N, Yamashita T, Furuta M, et al. Effect of maternal positioning during cardiopulmonary resuscitation: A systematic review and meta-analyses. BMC Pregnancy Childbirth. 2022;22(159):1-21.
12. Carle C, Alexander P, Columb M, Johal J. Design and internal validation of an obstetric early warning score: Secondary analysis of the Intensive Care National Audit and Research Centre Case Mix Programme database. Anaesthesia. 2013;68:354-67.
13. Panchal et al. Part 3: Adult basic and advanced life support. 2020 AHA Guidelines for CPR and ECC. Circulation. 2020;142(suppl 2):S366-S468.
14. Enomoto N, Yamashita T, Furuta M, Tanaka H, Ng ESW, Matsunaga S, et al. Japan Resuscitation Council maternal task force. Effect of maternal positioning during cardiopulmonary resuscitation: A systematic review and meta-analyses. BMC Pregnancy Childbirth. 2022 Feb 25;22(1):159.
15. Einav S, Kaufman N, Sela HY. Maternal cardiac arrest and perimortem caesarean delivery: Evidence or expert-based? Resuscitation. 2012 Oct;83(10):1.191-200. doi: 10.1016/j.resuscitation.2012.05.005. Epub 2012 May 18. PMID: 22613275.
16. Lipman SS, Wong JY, Arafeh J, Cohen SE, Carvalho B. Transport decreases the quality of cardiopulmonary resuscitation during simulated maternal cardiac arrest. Anesth Analg. 2013 Jan;116(1):162-7.

Sepse na gestante

Fernando Souza Nani
Lívio Augusto Andrade Vilela Dias
Thiago Pedromonico Arrym

DESTAQUE DO TEMA

1. A sepse na gestante é uma das principais causas de mortalidade materna mundialmente.
2. Como em quase todas as doenças, nos casos de sepse materna é preciso ter um olhar focado e adaptado à gestante com o objetivo de melhorar os desfechos, desde o diagnóstico até a busca de possíveis focos e tratamento.
3. A anestesia apresenta diversos desafios, mas, com um bom manejo, ela deve ser sempre um ponto de apoio e ser realizada de maneira a melhorar o prognóstico materno e fetal.

INTRODUÇÃO

Causada por uma resposta sistêmica desregulada a um processo infeccioso ativo, a sepse se apresenta como uma síndrome clínica, por vezes difícil de identificar e manejar no contexto da gravidez ou do pós-parto.

Condições relacionadas à própria gestação e ao puerpério, decorrentes de adaptações fisiológicas e imunológicas, alteram a resposta materna às infecções, aumentando a dificuldade de reconhecimento clínico e laboratorial da sepse. Como exemplo, a hiperventilação atribuída aos níveis elevados de progesterona pode contribuir para uma alcalose respiratória e mimetizar o aumento de frequência respiratória (FR) comum em quadros iniciais de sepse. Outros achados clínicos como a taquicardia, a hipotensão e a febre podem estar relacionados à condição materna ou atribuídos a fatores não infecciosos como perda sanguínea no parto, medicações e procedimentos anestésicos. Como consequência, parâmetros clínicos e laboratoriais que auxiliam no reconhecimento da sepse em pacientes adultos ainda não foram devidamente adaptados e validados na população obstétrica[1]. Um estudo retrospectivo com mais de 600 puérperas revelou que, em 72,10% das pacientes avaliadas no pós-parto imediato, os sinais vitais preenchiam critérios para síndrome de resposta inflamatória sistêmica (SRIS), enquanto apenas 1,25% dessas paciente possuíam o diagnóstico de sepse[2]. Além disso, os sítios primários das infeções maternas em muito diferem dos da população em geral com implicações diretas em relação à investigação clínica e ao direcionamento do tratamento antimicrobiano. Infecções genitais, respiratórias e do trato urinário predominam na etiologia da sepse materna e, consequentemente, a bactéria *Eschericia coli* e infecções polimicrobianas são com mais frequência relatadas[3].

DEFINIÇÕES

A Society of Critical Care Medicine (SCCM, Sociedade Médica de Cuidados Críticos) e a European Society of Critical Care Medicine (ESICM Sociedade Europeia Médica de Cuidados Críticos), em encontro para a produção de consenso e definições sobre sepse, publicaram alterações significativas em critérios adotados antes de 2016[4]. A sepse passou a ser definida como uma disfunção orgânica ameaçadora à vida secundária à resposta desregulada do hospedeiro a uma infecção. No contexto materno, a sepse pode ser definida como uma condição com risco de morte atribuída à disfunção orgânica resultante de infecção durante a gravidez, parto, pós-aborto ou período pós-parto[5]. No mesmo documento, foram atualizadas as nomenclaturas utilizadas no cenário da sepse para infecção sem disfunção, sepse e choque séptico. A SRIS deixou de ser utilizada para a definição de sepse; no entanto, o Instituto Latino-Americano da Sepse (ILAS), entendendo a importância dos sinais de SRIS na triagem de pacientes com suspeita de sepse, continua recomendando a utilização desses critérios. Além disso, o ILAS optou por não alterar os critérios usados para definir disfunção orgânica e manteve a hiperlactatemia como um deles. Um sumário com as principais definições no contexto da sepse pode ser consultado no Quadro 1.

Outra mudança significativa no último consenso de sepse foi a recomendação de uso do *Sequential Organ Failure Assessment* (SOFA, Avaliação Sequencial de Falência de Órgãos) para a caracterização de disfunção orgânica. Por esse escore, o status de órgãos e sistemas é pontuado de 0 a 4, e uma pontuação 3 ou 4 em qualquer dos itens avaliados sinaliza a falência orgânica (Tabela 1). No sentido de tornar o cálculo do escore mais útil à beira-leito, o mesmo consenso passa a

Quadro 1 Principais definições no contexto da sepse.

SRIS (utilizado como triagem de pacientes)
Definida pela presença de, no mínimo, dois dos sinais a seguir:
I. Temperatura central > 38,3 °C ou < 36 °C OU o equivalente em termos de temperatura axilar;
II. frequência cardíaca (FC) > 90 bpm;
III. FR > 20 rpm, ou $PaCO_2$ < 32 mmHg;
IV. leucócitos totais > 12.000/mm^3; ou < 4.000/mm^3 ou presença de > 10% de formas jovens (desvio à esquerda).

Infecção sem disfunção
Paciente com infecção sem disfunção é aquele que, tendo ou não os critérios de SRIS, possui foco infeccioso suspeito ou confirmado (bacteriano, viral, fúngico etc.) sem apresentar disfunção orgânica.

Sepse
Principais disfunções orgânicas:
I. Hipotensão (pressão arterial sistólica [PAS] < 90 mmHg ou pressão arterial média [PAM] < 65 mmHg ou queda de PA > 40 mmHg);
II. oligúria (≤0,5 mL/kg/h) ou elevação da creatinina (> 2 mg/dL);
III. relação PaO_2/FiO_2 < 300 ou necessidade de O_2 para manter SpO_2 > 90%;
IV. contagem de plaquetas < 100.000/mm^3 ou redução de 50% no número de plaquetas em relação ao maior valor registrado nos últimos 3 dias;
V. lactato acima do valor de referência;
VI. rebaixamento do nível de consciência, agitação, delirium;
VII. aumento significativo de bilirrubinas (> 2× o valor de referência).

Choque séptico
Hipotensão refratária, que requer o uso vasopressores para manter a PAM ≥ 65 mmHg e com um nível de lactato sérico >2 mmol/L (18 mg/dL), apesar da ressuscitação com volume adequado.

sugerir o emprego do SOFA simplificado, denominado "*quick* SOFA" (qSOFA). No qSOFA, três critérios clínicos são avaliados com pontuação de 1 para cada alteração encontrada: hipotensão (PAS ≤100 mmHg), FR elevada (≥ 22 respirações/min), ou rebaixamento do nível de consciência. O parâmetro é positivo para disfunção quando 2 ou mais pontos são obtidos[4].

Em relação à utilização dos escores de disfunção SOFA e qSOFA, o ILAS, assim como outras importantes sociedades médicas, rejeitou o endosso dessa recomendação na triagem de pacientes com sepse e choque. Entre outros motivos, o ILAS justifica a decisão por entender que os escores se baseiam em modelos estatísticos desenvolvidos para predizer morbimortalidade, e não para a seleção de pacientes. Quanto à sepse materna, a adoção dos mencionados escores pode ser ainda mais problemática. Um estudo recente avaliando 104 gestantes com diagnóstico de infecção constatou uma baixa acurácia do qSOFA em prever morbidade materna[6]. O mesmo artigo sugere que a utilização de critérios ajustados para as gestantes (FR ≥ 35 incursões/minuto e PAS ≤ 85 mmHg) poderia melhorar a acurácia do qSOFA. A Organização Mundial da Saúde (OMS) considera uma etapa obrigatória a revisão de conceitos e parâmetros da sepse materna, com a consequente geração de um conjunto de práticas e critérios adaptados, que melhorem o desfecho da sepse obstétrica[5].

Tabela 1 Escore SOFA.

Sistema	0	1	2	3	4
PaO_2/ FiO_2	≥ 400	301-400	≤ 300	101-200 com suporte ventilatório	≤ 100 com suporte ventilatório
Plaquetas ($\times 10^3/mm^3$)	> 150	101-150	51-100	21-50	< 20
Bilirrubina (mg/dL)	< 1,2	1,2-1,9	2,0-5,9	6,0-11,9	> 12
Pressão	PAM 70 mmHg	PAM < 70 mmHg	Com dopamina ≤ 5 mcg/ kg/min ou qualquer dobutamina	Com dopamina > 5 mcg/kg/min, epinefrina ≤ 0,1 mcg/ kg/min ou norepinefrina ≤ 0,1 mcg/kg/ min	Com dopamina > 15 mcg/kg/min, epinefrina > 0,1 mcg/ kg/min ou norepinefrina > 0,1 mcg/kg/ min
Glasgow	15	13-14	10-12	6-9	< 6
Creatinina (mg/dL) ou diurese (mL/dia)	< 1,2	1,2-1,9	2,0-3,4	3,5-4,9 < 500	> 5,0 < 200

DADOS EPIDEMIOLÓGICOS

A sepse figura entre as principais causas de óbito no mundo. Estima-se que aproximadamente 19 milhões de casos de sepse acontecem anualmente, com 670 mil desses casos ocorrendo no Brasil[7]. A letalidade da sepse nas unidades de terapia intensiva (UTI) brasileiras é calculada em cerca de 55%, com grande variação de serviços públicos e privados[8].

Dados da OMS apontam a sepse como a terceira causa de mortalidade materna a nível global, responsável por 10,7% das mortes registradas e com grande variação regional[9].

Um estudo nacional de prevalência pontual, com o acompanhamento de pacientes em UTI com diagnóstico de sepse, projetou uma incidência de 290 casos por 100.000 habitantes (95% CI 237·9-351·2) em adultos tratados em UTI por ano, o que resultaria em cerca de 420.000 casos anualmente, com uma letalidade estimada em 230.000 casos[8]. Dados nacionais sobre a incidência de sepse na população materna ainda são escassos.

QUADRO CLÍNICO E DIAGNÓSTICO

A sepse materna se manifesta por uma ampla gama de sintomas, demandando um alto grau de suspeição clínica para distinguir as especificidades dessa população, com busca ativa de sinais e sintomas infecciosos relacionados à gestação, ao parto e ao puerpério. O diagnóstico da sepse deve fazer parte de um contexto maior em que pacientes com confirmação ou suspeita de infecção e com risco ou evidência de deterioração clínica sejam prontamente identificados e manejados[10]. Não existe um teste diagnóstico único para sepse ou um conjunto de critérios que possa identificá-la com precisão. Profissionais de saúde e instituições devem estar preparados para realizar um diagnóstico inicial e prosseguir com as condutas das pacientes em tempo hábil, já que atrasos na condução de pacientes com sepse estão associados a um pior prognóstico. Sinais e sintomas da sepse são inespecíficos, e muitas vezes mimetizam várias outras doenças, demandando que pacientes com uma suspeita infecciosa sejam avaliados continuamente para ser determinado se outros diagnósticos são mais ou menos prováveis. Os sinais clínicos sugestivos de sepse incluem um ou mais dos seguintes: febre, hipotermia, taquicardia, taquipneia, hipóxia, hipotensão, oligúria e comprometimento do nível de consciência. A infecção com foco no trato genital, comum na sepse materna, pode se apresentar com dor abdominal intensa e constante como único sintoma, e isso deve ser suficiente para a suspeição clínica. A síndrome do choque tóxico causada por exotoxinas estafilocócicas ou estreptocócicas pode produzir sintomas confusos, incluindo náuseas, vômitos e diarreia, dor severa, corrimento vaginal aquoso, erupção cutânea generalizada e sufusão conjuntival.

Antes mesmo que uma disfunção orgânica se instale, os sinais de SRIS podem ser úteis na triagem inicial de uma paciente com suspeita infecciosa (Quadro 1). De maneira prática, pacientes com critérios de SIRS, um foco infeccioso suspeito ou confirmado devem ser investigadas para a identificação clínica ou laboratorial de disfunção orgânica, e, na presença da disfunção, a sepse pode ser presumida. Vale ressaltar que os sinais de SRIS nem sempre estão presentes, e a detecção de disfunção orgânica em uma paciente com suspeita infecciosa deve ser suficiente para a suspeita de sepse, o seguimento e o manejo ágil. De maneira prática, as principais disfunções orgânicas podem ser caracterizadas quando um ou mais dos seguintes fatores estão presentes: hipotensão, oligúria (≤ 0,5 ml/kg/h), relação PaO_2/FiO_2 < 300 mmHg, contagem de plaquetas < 100.000/mm^3 ou redução de 50% no número de plaquetas em relação ao maior valor registrado nos últimos 3 dias, acidose metabólica inexplicável, lactato 2 vezes acima do valor de referência, rebaixamento do nível de consciência e aumento significativo de bilirrubinas (> 2 × o valor de referência).

Os exames laboratoriais são úteis na construção do raciocínio diagnóstico no contexto da sepse. As hemoculturas devem ser obtidas antes da administração de antibióticos, o lactato sérico deve ser medido em até 6 h após a suspeita de sepse, um hemograma pode ser útil na identificação de formas jovens de neutrófilos e leucocitose, a elevação da creatinina pode indicar injúria renal e os estudos de imagem devem ser realizados imediatamente na tentativa de confirmar a fonte de infecção. O Quadro 2 sugere um conjunto de exames que podem ser úteis na investigação da sepse materna.

Quadro 2 Kit sepse (exames sugeridos na triagem de uma paciente suspeita).

Exames	
I.	Hemocultura periférica com 2 amostras
II.	Hemograma
III.	Ureia, creatinina
IV.	Coagulograma
V.	Proteína C reativa
VI.	Bilirrubinas totais e frações
VII.	Gasometria arterial
VIII.	Lactato arterial
IX.	Urina I e urocultura

Além das hemoculturas, outras amostras guiadas pela suspeita clínica do foco de infecção (*swabs* de garganta, *swab* vaginal, material de abcessos, líquor) devem ser obtidas antes de ser iniciada a terapia antimicrobiana sempre que possível, mas não podem atrasar o tratamento.

É importante ressaltar que a reavaliação das pacientes incluídas em triagens de sepse deve ser constante, já que o caráter evolutivo da sepse implica mudanças rápidas no status clínico da paciente, e uma mulher inicialmente classificada como portadora de infecção não complicada pode evoluir para sepse ou choque em questão de horas, mesmo na vigência de terapia apropriada.

TRATAMENTO

Estudos mostram grande influência do manejo da sepse em relação ao desfecho e, portanto, programas que visem à prevenção da sepse, ao diagnóstico precoce e ao tratamento adequado são altamente recomendados para instituições de saúde. Apesar de certa escassez de dados a respeito do manejo da sepse materna, extrapolam-se os objetivos de tratamento da sepse na população adulta, sendo as principais metas: manutenção da perfusão tecidual com reposição volêmica e drogas vasoativas (ressuscitação inicial), oxigenação adequada, controle do foco infeccioso e antibioticoterapia precoce, controle glicêmico; infusão de corticoide e transfusão sanguínea quando bem indicadas, profilaxias e, especificamente, vigilância e manutenção da vitalidade fetal.

A identificação precoce dos sinais de sepse e da disfunção orgânica está diretamente relacionada ao prognóstico do paciente. Para nortear o tratamento, foi criado um pacote de atendimento que deve ser aplicado em até 1 h da suspeita diagnóstica. Os objetivos são que as ações sejam imediatas e o tratamento não seja postergado, visto que a sepse é uma emergência tempo-dependente[8].

Para a suspeita do diagnóstico de sepse, seguem listadas as condutas[8,9,11,12]:

- Internar a paciente em UTI.
- Infundir antibióticos:
  - Colher 2 amostras de hemocultura (aeróbia e anaeróbia), se possível antes da administração do antibiótico.
- Quantificar lactato sérico. Repetir após 2 h se o lactato inicial for superior a 2 mmol/L ou 18 mg/dL.
- Restaurar o volume circulatório:
  - Iniciar imediatamente após diagnóstico clínico;
  - Preferencialmente, deve-se instalar monitoração hemodinâmica, mas, caso não seja possível, pode-se obter pressão venosa central;
  - Infusão imediata de 30 mL/kg de solução cristaloide (soro fisiológico ou soluções balanceadas, como Ringer ou Ringer-lactato) na presença de hipotensão ou lactato acima de 4 mmol/L (36 mg/dL), dentro de 3 h. Nos casos de paciente cardiopata, nefropata ou gemelaridade a partir das 22 semanas de gestação, deve-se infundir 20 mL/kg do mesmo modo[11].
- Administrar drogas vasoativas, se a paciente mantiver hipotensão durante ou após a expansão volêmica:
  - Droga de escolha: norepinefrina, infundida por acesso venoso central. Se necessário, deve-se iniciar infusão periférica até ser obtido acesso adequado; nesse caso, respeitando-se a concentração máxima de 10 mcg/mL na solução e com infusão em veia periférica calibrosa e com fácil detecção

  - para o diagnóstico de infusão inadvertida subcutânea. Não se deve manter essa infusão periférica por mais de 2 h.
  - A dose recomendada é de 0,05-2 mcg/kg/min.
  - Objetivo: manter pressão arterial média superior ou igual a 65 mmHg.
- Corrigir a acidose metabólica.
- Instituir assistência ventilatória nos casos em que a pressão arterial de oxigênio (PaO_2) for inferior a 70 mmHg ou a oximetria de pulso estiver abaixo de 95%. Para permitir as trocas materno-fetais pela placenta, deve-se ter por objetivo: PaO_2 entre 70-75 mmHg (correspondente à saturação de oxigênio de 95%) e pressão arterial de dióxido de carbono ($PaCO_2$) inferior a 45 mmHg.
- Manter controle da glicemia.
- Fazer avaliação da vitalidade fetal: monitorização fetal intensiva nos casos em que já existe viabilidade fetal, com atenção especial para hipoxemia e alterações hemodinâmicas. Caso haja necessidade e, se a condição clínica materna permitir, com vitalidade fetal preservada, pode-se indicar aceleração da maturidade pulmonar fetal com emprego de corticoterapia antenatal.
- Seguir tratamentos cirúrgicos específicos:
  - Identificar rapidamente um diagnóstico anatômico específico de infecção que exija controle de emergência do foco e programar qualquer intervenção de controle do foco necessária assim que possível do ponto de vista médico e logístico;
  - Corioamnionite: após a estabilização da paciente, interrompe-se a gestação. Deve-se considerar a interrupção da gestação por cesariana se o parto vaginal não for iminente;
  - Fasciíte necrosante e de infecção de ferida cirúrgica: realizar a remoção cirúrgica dos tecidos infectados;
  - Retenção de produtos da concepção (pós-abortamento ou pós-parto): realizar esvaziamento uterino;
  - Histerectomia: indicada em casos com suspeita ou confirmação de comprometimento uterino e sem melhora, apesar do tratamento já oferecido.

ANTIBIOTICOTERAPIA

O tratamento com antibióticos deve ser administrado, preferencialmente, após a coleta das culturas. O esquema escolhido pode ser modificado, dependendo da resposta do paciente ao tratamento e do resultado das culturas[8,9,11].

As opções de antibioticoterapia devem ser escolhidas com a comissão de controle de infecção hospitalar (CCIH) de cada serviço. Como opção de tratamento inicial, de acordo com foco infeccioso, segue o Quadro 3.

Quadro 3 Antibióticos de acordo foco infeccioso.

Corioamnionite ou infecção puerperal (endometrite)	Clindamicina 600 mg, IV, a cada 6 h ou 900 mg, IV, a cada 8 h e gentamicina 3,5-5 mg/kg, IV a cada 24 h; ou ampicilina/sulbactam (3 g, IV, a cada 6 h)
Pielonefrite	Ceftriaxone 1 g, IV, a cada 12 h
Pneumonia	Ceftriaxone 1 g, IV, a cada 12 h e claritromicina 500 mg, IV, a cada 12 h ou Ceftriaxone 1 g, IV, a cada 12 h e azitromicina 500 mg, IV, a cada 12 h
Choque tóxico	Penicilina cristalina 4 milhões UI, IV, a cada 4 h e clindamicina 600 mg, IV, a cada 6 h ou 900 mg, IV, a cada 8 h
Sítio cirúrgico	Clindamicina 600 mg, IV, a cada 6 h ou 900 mg, IV, a cada 8 h e gentamicina 3,5 a 5 mg/kg, IV a cada 24 h; ou ampicilina/sulbactam (3 g, IV, a cada 6 h)
Infecção por *Staphylococcus aureus* resistente a meticilina	Vancomicina 15 mg/kg, IV, a cada 12 h + clindamicina 600 mg, IV, a cada 6 h ou 900 mg, IV, a cada 8 h
Sem foco definido e origem comunitária	Ceftriaxone 1 g, IV, a cada 12 h e metronidazol 500 mg, IV, a cada 8 h ou Cefepima 2 g, IV, a cada 8 h e metronidazol 500 mg, IV, a cada 8 h
Sem foco definido e suspeita de origem hospitalar	Imipenem/cilastatina (500 a 1.000 mg, IV, a cada 6 h) ou meropenem 1-2 g, IV, a cada 8 h e vancomicina 15 mg/kg, IV, a cada 12 h

Nos casos de paciente nefropata, substitui-se gentamicina por ceftriaxona 1 g, IV, a cada 12 h.
IV: intravenoso; UI – unidades internacionais

CONSIDERAÇÕES RELACIONADAS AO PARTO

A decisão de realizar o parto é complexa; ela deve ser individualizada em cada caso e discutida com toda a equipe médica que assiste a paciente (obstetrícia, clínico/intensivista e anestesista). Deve-se sempre ter em mente que, em primeiro lugar, é imperativa a estabilização materna, após considerar a realização da vitalidade fetal. Além disso, procedimentos realizados em situação de emergência irão desencadear maior risco e aumento da mortalidade materna. Fatores importantes para serem levados em consideração e ajudar a definir a conduta são: local de suspeita da infecção, condição clínica materna, vitalidade fetal e idade gestacional/viabilidade fetal do serviço[8,9,10,11].

Em um primeiro momento, quando a infecção não envolve o útero, os esforços devem ser direcionados para o tratamento da sepse e o prolongamento da gestação, pois o prognóstico neonatal é fortemente correlacionado com a idade gestacional do parto [8,9,10,11,12].

ANALGESIA E ANESTESIA

O manejo anestésico se baseia nos diversos pontos abordados anteriormente e finda com a decisão da técnica anestésica a ser empregada. Contudo, alguns pontos serão expostos aqui a fim de direcionar o pensamento para o manejo e a melhor conduta[11,12].

1. Cristaloides balanceados são utilizados em detrimento às gelatinas e aos amidos, pois apresentam menor potencial para causar reações alérgicas, insuficiência renal e alteração da dosagem de fibrinogênio.
2. Albumina é reservada aos casos em que uma grande quantidade de cristaloides foi empregada como parte do manejo, e ainda se julga favorável a reposição de volume.
3. Métodos auxiliares para o diagnóstico de hipovolemia, apesar de imperfeitos, podem ter grande valor; dentre eles, destacam-se a variação da pressão de pulso (VPP), ecocardiografia e o índice de choque (SI, *shock index*).
4. O SI (FC/PAS) é um método sem custos adicionais e que pode ser muito útil no manejo inicial. SI ≥ 1 é de grande validade para indicar deterioração cardiovascular e provável boa resposta à administração de fluídos.
5. É óbvio que a avaliação individualizada deve ser empregada; contudo, um SI < 1, associado à hipotensão (PAS < 90mmHg ou PAM < 65mmHg) é um grande indicativo da necessidade de uso de vasopressores.

Grande dúvida apresenta-se quando o anestesiologista precisa decidir a conduta anestésica nos casos de sepse. Contudo, é preciso simplificar o pensamento dessa decisão, sempre observando que há maior morbidade e mortalidade da gestante com o uso da anestesia geral. Logo, esse tipo de anestesia deve ser aplicada apenas quando há impossibilidade da abordagem neuraxial, por observar-se risco aumentado, contemplado nas seguintes condições relacionadas à sepse[13]:

1. Choque séptico ou grande possibilidade de colapso cardiovascular;
2. Plaquetopenia (≤ 70.000) isolada;
3. Alterações da coagulação ou uso de anticoagulantes na janela terapêutica;
4. Ausência de antibioticoterapia que não tenha sido iniciada 30 min antes da abordagem neuraxial;
5. Infecção no local de punção

Com as informações apresentadas, a base para um tratamento inicial até o encaminhamento da paciente à UTI fica sedimentada. O objetivo de diminuir a morbimortalidade materna e fetal na gestante séptica pode ser muito diminuída com os fundamentos expostos neste capítulo.

REFERÊNCIAS

1. Lappen JR, Keene M, Lore M, Grobman WA, Gossett DR. Existing models fail to predict sepsis in an obstetric population with intrauterine infection. Am J Obstet Gynecol. 2010 Dec;203(6):573.e1-5.
2. Shafik S, Mallick S, Fogel J, Tetrokalashvili M, Hsu C-D. The utility of systemic inflammatory response syndrome (SIRS) for diagnosing sepsis in the immediate postpartum period. J Infect Public Health. 2019;12(6):799-802.
3. Ornaghi S, Maraschini A, Buoncristiano M, Corsi Decenti E, Colciago E, Cetin I, et al. Maternal Sepsis in Italy: A prospective, population-based cohort and nested case-control study. Microorganisms. 2022 Dec;11(1).
4. Seymour CW, Liu VX, Iwashyna TJ, Brunkhorst FM, Rea TD, Scherag A, et al. Assessment of clinical criteria for sepsis for the third international consensus definitions for sepsis and septic shock (sepsis-3). JAMA – J Am Med Assoc. 2016;315(8):762-74.
5. Bonet M, Nogueira Pileggi V, Rijken MJ, Coomarasamy A, Lissauer D, Souza JP, et al. Towards a consensus definition of maternal sepsis: Results of a systematic review and expert consultation. Reprod Health. 2017;14(1):1-13.
6. Cagino SG, Burke AA, Letner DR, Leizer JM, Zelig CM. Quick sequential organ failure assessment: Modifications for identifying maternal morbidity and mortality in obstetrical patients. Am J Perinatol. 2022 Jan;39(1):1-7.
7. Fleischmann C, Scherag A, Adhikari NKJ, Hartog CS, Tsaganos T, Schlattmann P, et al. Assessment of global incidence and mortality of hospital-treated sepsis: Current estimates and limitations. Am J Respir Crit Care Med. 2016 Feb;193(3):259-72.
8. Machado FR, Cavalcanti AB, Bozza FA, Ferreira EM, Angotti Carrara FS, Sousa JL, et al. The epidemiology of sepsis in Brazilian intensive care units (the Sepsis PREvalence Assessment Database, SPREAD): An observational study. Lancet Infect Dis. 2017 Nov;17(11):1.180-9.
9. Say L, Chou D, Gemmill A, Tunçalp Ö, Moller A-B, Daniels J, et al. Global causes of maternal death: A WHO systematic analysis. Lancet Glob Heal. 2014 Jun;2(6):e323-33.
10. Ruiqiang Z, Yifen Z, Ziqi R, Wei H, Xiaoyun F. Surviving sepsis campaign: International guidelines for management of sepsis and septic shock 2021, interpretation and expectation. Zhonghua Wei Zhong Bing Ji Jiu Yi Xue. 2021;33:1.159-64.
11. Pacagnella RC, Borovac-Pinheiro A. Assessing and managing hypovolemic shock in puerperal women. Best Pract Res Clin Obstet Gynaecol. 2019 Nov;61:89-105.
12. Burlinson CEG, Sirounis D, Walley KR, Chau A. Sepsis in pregnancy and puerperium. Int J Obstet Anesth. 2018 Nov;36:96-107.
13. Gillian A, Bauer ME. Maternal sepsis update. Curr Opin Anesthesiol. 2021 Jun 1;34(3):254-9.

15

Uso de anticoagulantes e gestação

Fernanda Cristina Paes
Thiago de Freitas Gomes

DESTAQUE DO TEMA

1. A gravidez aumenta o risco de tromboembolismo venoso (TEV) e exige atenção especial.
2. Mudanças fisiológicas na gravidez afetam o sistema de coagulação.
3. Trombofilia amplifica o risco de TEV em gestantes.
4. A escolha da anestesia é influenciada pelo uso de anticoagulantes na gravidez.
5. O risco de hematoma espinhal/peridural é baixo, mas não há testes precisos para avaliá-lo.
6. Protocolos de segurança são cruciais para o uso de anticoagulantes e anestesia em pacientes grávidas.

Durante a gestação, a maior exposição ao estrogênio (chegando a aumentar 30 vezes o valor basal) ou o estado pós-parto está claramente associado a um aumento das taxas de tromboembolismo venoso (TEV), sendo reconhecido como uma causa importante de morbimortalidade materna. O risco de TEV aumenta 4 vezes durante a gravidez e 5 vezes ou mais durante o período pós-parto, se comparado com o caso de mulheres não grávidas[1].

A gravidez altera gradativamente o sistema hemostático para um estado de hipercoagulabilidade, chegando a seu máximo perto do termo. Ocorre uma mudança significativa à coagulação, com aumento da atividade dos fatores VII, VIII, X e von Willebrand e, principalmente, aumento do fibrinogênio. Há também uma diminuição na atividade anticoagulante, incluindo níveis reduzidos de proteína S e uma resistência adquirida à proteína C ativada. A atividade fibrinolítica também é reduzida com níveis aumentados do inibidor do ativador do plasminogênio tipo 1 (PAI-1) e do inibidor do ativador do plasminogênio derivado da placenta tipo 2 (PAI-2), particularmente durante o terceiro trimestre. Essas alterações fisiológicas no sistema hemostático atuam como uma proteção para o período periparto, mas podem expor tanto a mãe quanto o feto a complicações durante a gravidez[2]. Esses riscos são inerentemente maiores em mulheres com trombofilia hereditária ou adquirida. Trombofilia é o termo utilizado para descrever um aumento na predisposição ao desenvolvimento de trombose venosa. As trombofilias hereditárias são decorrentes de alterações ligadas aos inibidores fisiológicos da coagulação (antitrombina, proteína C e proteína S) ou de mutações em genes codificadores de fatores de coagulação (fator V de Leiden e mutação da protrombina). Já a trombofilia adquirida é relacionada à síndrome dos anticorpos antifosfolípides. Existem ainda outras situações da paciente gestante que justificam o uso de anticoagulantes para a prevenção de TEV, listadas na Tabela 1[3].

Para a mãe, o principal risco é o de TEV e tromboembolismo pulmonar (TEP) se estendendo até pelo menos 12 semanas após o nascimento. Para o feto, durante a gravidez, os riscos incluem pré-eclâmpsia, descolamento abrupto da placenta, restrição do crescimento fetal, abortamento recorrente e morte intrauterina[4].

O uso de anticoagulante indicado durante a gestação, seja para a prevenção ou o tratamento do TEV, do TEP ou como preventivo nos casos de trombofilia, tem se tornado cada vez mais frequente. No entanto, em obstetrícia, há um gran-

Tabela 1 Fatores de risco de TEV durante a gravidez.

Fatores de risco preexistentes	Fatores de risco associados à gestação	Fatores de risco transitórios
TEV prévio	Gestação múltipla	Fertilização in vitro
História familiar de TEV	Ganho de peso (> 21 kg)	Síndrome de hiperestimulação ovariana
Obesidade (IMC ≥ 30 kg/m²)	Pré-eclâmpsia	Repouso absoluto (> 1 semana)
Idade > 35 anos	Natimorto	
Tabagismo	Parto prematuro (< 37 semanas)	
Multíparas ≥ 3	Cesariana	
Anemia	Hemorragia periparto	
Varizes	Infecção pós-parto	
	Transfusão	

Fonte: adaptado de Hart C, Bauersachs R, Scholz U, et al., 2020.

de impacto sobre o momento da analgesia e da anestesia neuroaxial para mulheres submetidas a parto vaginal ou cesariana e outras cirurgias obstétricas, por conta dos riscos potenciais na presença de tromboprofilaxia. A anestesia local no contexto obstétrico apresenta um menor risco competitivo em relação à anestesia geral, que pode complicar com danos maternos ou fetais (Tabela 2).

ALTERAÇÕES FISIOLÓGICAS DA GESTAÇÃO E SEU IMPACTO NA FARMACOCINÉTICA DA TERAPIA ANTICOAGULANTE

As alterações fisiológicas da gestação modificam a farmacocinética dos anticoagulantes, incluindo volume de distribuição, depuração, biodisponibilidade e metabolismo. O aumento no volume plasmático materno leva a um maior volume de distribuição para drogas solúveis em água e, consequentemente, à diminuição das concentrações máximas da droga. Já o aumento do fluxo sanguíneo renal e da taxa de filtração glomerular permite uma depuração mais rápida das drogas com excreção renal. Há aumento na fração livre de drogas altamente ligadas a proteínas por conta de menor concentração de albumina na gravidez, acompanhado de mudança no metabolismo de drogas, em parte relacionado aos efeitos do metabolismo placentário e fetal[6].

Alguns estudos sugerem que mulheres grávidas em uso de heparina não fracionada (HNF) apresentam menor pico de concentração de heparina plasmática do que as não grávidas, além de tempo mais curto para atingir as concentra-

Tabela 2 Vantagens da anestesia neuroaxial *vs* anestesia geral para cesariana em pacientes obstétricas.

Benefícios maternos
Diminui eventos adversos relacionados à anestesia (complicações cardíacas, falha de intubação)
Reduz o risco de aspiração gástrica
Evita resposta hipertensiva à intubação em pacientes de risco (por exemplo, pré-eclâmpsia)
Reduz o risco de atonia uterina intraoperatória e hemorragia
Reduz a infecção do local cirúrgico
Permite fornecer opioides neuroaxiais, ajudando na economia de opioides
Boa analgesia pós-cesariana, reduzindo o risco de dor crônica pós-parto
Possibilita os benefícios da adesão pele a pele pós-parto imediata e amamentação.
Benefícios fetais
Reduz os riscos de depressão respiratória e internação em unidade de terapia intensiva (UTI) neonatal
Evita a exposição intraútero a agentes de indução/inalação com potencial neurotoxicidade do desenvolvimento
Possibilita os benefícios da adesão pele a pele pós-parto imediata e amamentação

ções plasmáticas máximas. Laboratorialmente, as gestantes em uso de HNF têm um tempo de tromboplastina parcial ativada (TTPa) mais baixo quando comparadas com não gestantes[7]. Sendo assim, para a gestante, há recomendação de profilaxia com HNF com dosagem maior que a habitual.

Pacientes em uso de enoxaparina têm aumento progressivo do volume de distribuição, chegando a seu maior aumento no terceiro trimestre e evoluindo com sua normalização alguns dias após o parto. A depuração aumenta concomitante com a mudança na taxa de filtração glomerular, com resolução em aproximadamente 2 semanas após o nascimento. As heparinas de baixo peso molecular (HBPM) são com frequência as drogas de escolha para a prevenção e o tratamento de TEV na gravidez por conta de facilidade de administração, melhor biodisponibilidade e perfil de segurança, além de dosagem mais previsível em comparação com a HNF. Especificamente, há uma menor incidência de trombocitopenia induzida por heparina (TIH), osteoporose e complicações hemorrágicas em mulheres grávidas que recebem HBPM em comparação com HNF[7]. A depuração acelerada na segunda metade da gravidez leva alguns obstetras a usar a substância duas vezes ao dia (em vez de uma dose diária), o que conflita ainda mais com a tomada de decisão no momento da anestesia.

RISCO DE HEMATOMA ESPINHAL/PERIDURAL NA GRAVIDEZ

A incidência de hematoma espinhal/peridural (HEP) após o bloqueio neuroaxial na paciente obstétrica é muito rara (1:200.000–1:250.000)[8], quando comparada com a incidência na população idosa ortopédica (1:3.600)[7]. O estado hipercoagulável da gestação pode ser um fator protetor e, portanto, um dos motivos para a menor taxa de hematoma neuroaxial nessa população. As alterações anatômicas normais que ocorrem na coluna vertebral com o envelhecimento (alterações degenerativas, osteoporose, diminuição do volume do espaço peridural) também podem fornecer outra explicação para a diferença na incidência. A paciente jovem obstétrica possui um espaço peridural mais complacente, podendo acumular um maior volume sanguíneo antes de apresentar sintomas[9].

Atualmente, não existe qualquer teste padronizado que correlacione o uso de anticoagulantes com o risco de HEP em pacientes submetidas a anestesia local. Não há dados específicos que correlacionem os principais testes de monitoramento (TTPa, anti-Xa ou tromboelastometria[10]) com o risco de hematoma. Além disso, pelas alterações fisiológicas no estado da coagulação, a interpretação desses resultados pode ser desafiadora (Tabela 3).

A enoxaparina é a droga mais segura para uso no contexto obstétrico, e durante sua adoção é recomendado esperar intervalos de tempo preestabelecidos, com base em sua meia-vida, para proceder com a anestesia neuroaxial no melhor momento[11]. Já a HNF apresenta um índice terapêutico de maior variabilidade quando comparada com a enoxaparina, em particular em doses intermediárias; no entanto, tradicionalmente o TTPa é utilizado para monitorar a eficácia de sua ação anticoagulante, podendo, nesse contexto, auxiliar na tomada de decisão.

PLANEJAMENTO ANTES DO PARTO

Um dos principais objetivos no atendimento dessas pacientes é minimizar o risco de que a gestante tenha obtido recentemente tromboprofilaxia ou doses elevadas de anticoagulantes quando ela receber analgesia epidural ou precisar de anestesia neuroaxial.

Tabela 3 Testes de coagulação e suas aplicabilidades.

Teste	Aplicação	Limitações
TTPa	- Utilizado para ajustar a dose-alvo da terapia com HNF - Apesar da falta de dados, é utilizado na tomada de decisão para definir a punção neuroaxial	- Intervalo de referência varia entre laboratórios - Na gestação a termo apresenta valores ↓ pelo aumento do FVIII e principalmente do fibrinogênio
Anti Xa	- Intervalo de referência varia entre laboratórios - Utilizado para ajustar a dose-alvo da HBPM (calibrar para a droga específica)	- Teste pode não estar disponível rapidamente -Limiar para a realização segura do bloqueio neuroaxial é desconhecido
Point-of-care Tromboelastometria (ROTEM)	- Alguns resultados podem estar disponíveis rapidamente (15-20 min) - Apenas alguns relatos de caso relacionando tromboprofilaxia com procedimento neuroaxial	- Faixas seguras para o procedimento neuroaxial em pacientes obstétricas não foram estabelecidas - Não está amplamente disponível em todo o sistema de saúde

TTPa: tempo de tromboplastina parcial ativado; HNF: heparina não fracionada; FVIII: fator VIII; HBPM: heparina de baixo peso molecular.

Pacientes que fazem uso de doses profilática ou terapêutica de heparina idealmente devem ter o acompanhamento de um hematologista. Os serviços que atendem gestantes também são encorajados a terem protocolos institucionais com suas condutas e orientações descritas, com destaque para a notificação de alerta da dose utilizada e horário da última administração. A boa comunicação entre a equipe obstétrica e a anestésica também garante maior segurança de decisão na hora da necessidade de uma analgesia peridural ou anestesia neuroaxial.

A educação e a orientação da gestante sobre sua patologia e o mecanismo de ação da medicação, bem como os riscos, também são fundamentais. Em caso de suspeita de trabalho de parto, ruptura de membranas ou presença de sangramento, ela deve ser orientada a não obter a próxima dose do anticoagulante até que seu obstetra a avalie e defina os próximos passos.

Nesse planejamento inicial, deve-se discutir a possibilidade de profilaxia mecânica ou baixas doses de HNF (5.000 U 2×/dia) em pacientes com 36 semanas ou mais de gestação, em vez de preservação de HBPM ou HNF em altas doses. Em pacientes em uso de HNF por mais de 4 dias, é ideal quantificar as plaquetas antes da punção de neuroeixo por conta do risco de trombocitopenia relacionada à heparina.

DURANTE O MOMENTO DO PARTO

Uma vez que uma paciente esteja admitida no pré-parto, deve-se ter uma sinalização para toda a equipe da última dose e da hora de administração da heparina. É preciso coletar uma amostra de sangue para exames (hemoglobina, hematócrito, dosagem de plaquetas, TP, TTPa, fibrinogênio), além de tipagem sanguínea, visto que esse caso é classificado com médio risco de sangramento durante o parto, sendo essencial antecipar essas ações.

As recomendações que sugerem ou contraindicam a punção do neuroeixo, ou a retirada de cateter peridural, são baseadas na dose diária total e no tempo de intervalo da última dose e se aplicam a pacientes sem demais contraindicações para bloqueio axial, ausência de disfunção renal e peso maior que 40 kg[12].

HEPARINA NÃO FRACIONADA

1. Para tromboprofilaxia com HNF de baixa dose, ou seja, 5.000 U subcutâneo (SC) 2×/dia ou 3×/dia), aguardar 4-6 h após a última dose antes da punção neuroaxial ou da avaliação do estado de coagulação (TTPa).
2. Para tromboprofilaxia HNF de dose intermediária, ou seja, 7.500 U SC 2×/dia ou 10.000 U SC 2×/dia, aguardar 12 h após a última dose antes da punção neuroaxial e da avaliação do estado de coagulação (TTPa).
3. Para HNF em alta dose (dose individual > 10.000 U SC por dose, ou > 20.000 U SC dose diária total), aguardar 24 h após a última dose antes da punção neuroaxial e da avaliação do estado da coagulação (TTPa) para ajudar a orientar o manejo anestésico.
4. Para HNF intravenosa: considere interromper a infusão 4-6 h e, em seguida, avaliar o estado de coagulação (TTPa) antes de proceder à punção neuroaxial (Figura 1).

HEPARINA DE BAIXO PESO MOLECULAR

1. Para tromboprofilaxia com baixa dose de HBPM (enoxaparina ≤ 40 mg SC 1×/dia): aguardar ≥ 12 h após a última dose antes da punção neuroaxial.
2. Para tromboprofilaxia de HBPM de dose intermediária (enoxaparina > 40 mg SC 1×/dia ou 30 mg SC 2×/dia e < 1 mg/kg SC 2×/dia ou 1,5 mg/kg SC 1×/dia: sem dados suficientes para recomendar um intervalo específico entre 12 e 24 h antes da punção neuroaxial.
3. Para dose mais alta de HBPM (por exemplo, enoxaparina 1 mg/kg SC 2×/dia ou 1,5 mg/kg SC 1×/dia: aguardar ≥ 24 h após a última dose antes da punção neuroaxial[12] (Figura 2).

Existe uma discussão muito grande em situações de urgência, nas quais, por conta de fatores predisponentes da paciente (jejum inadequado, preditores de via

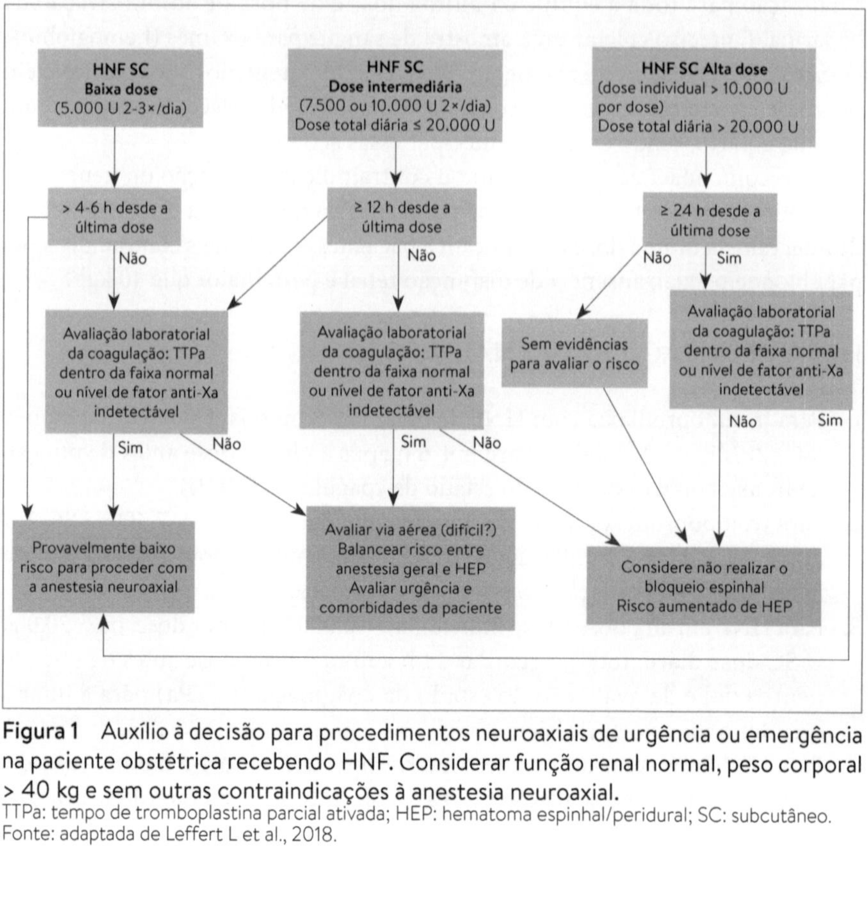

Figura 1 Auxílio à decisão para procedimentos neuroaxiais de urgência ou emergência na paciente obstétrica recebendo HNF. Considerar função renal normal, peso corporal > 40 kg e sem outras contraindicações à anestesia neuroaxial.
TTPa: tempo de tromboplastina parcial ativada; HEP: hematoma espinhal/peridural; SC: subcutâneo.
Fonte: adaptada de Leffert L et al., 2018.

aérea difícil) ou fatores relacionados ao local de atendimento (materiais e recursos inapropriados), haja o risco de uma anestesia geral muito superior ao risco de HEP por bloqueio neuroaxial. Faltam dados de alto nível para suportar essa prática, o que torna essa decisão muito desafiadora para o anestesista que assiste a paciente. Nessas circunstâncias, ou em casos em que houve uma punção inadvertida de neuroeixo em uso de anticoagulante, essas pacientes devem ser monitoradas de perto e sintomas neurológicos devem ser avaliados a cada 2 h.

CUIDADOS NO PÓS-PARTO

Para reiniciar a tromboprofilaxia de pacientes que estavam em uso de HNF SC, deve-se aguardar ≥ 1 h após o procedimento neuroaxial e ≥ 1 h após a remoção do cateter peridural. É possível a manutenção do cateter peridural para analgesia pós-operatória em uso de baixas doses de HNF (5.000 U SC 2×/dia), lembrando que agentes anti-inflamatórios não esteroides (AINEs) podem aumentar o risco de complicações hemorrágicas. A remoção do cateter pode ocorrer entre ≥ 4-6 h após uma dose de HNF, e a dose subsequente de HNF ser administrada ≥ 1 h após a retirada do cateter. No caso de HNF IV, deve-se aguardar ≥1 h após o bloqueio neuroaxial antes de iniciar ou reiniciar a anticoagulação[7,13].

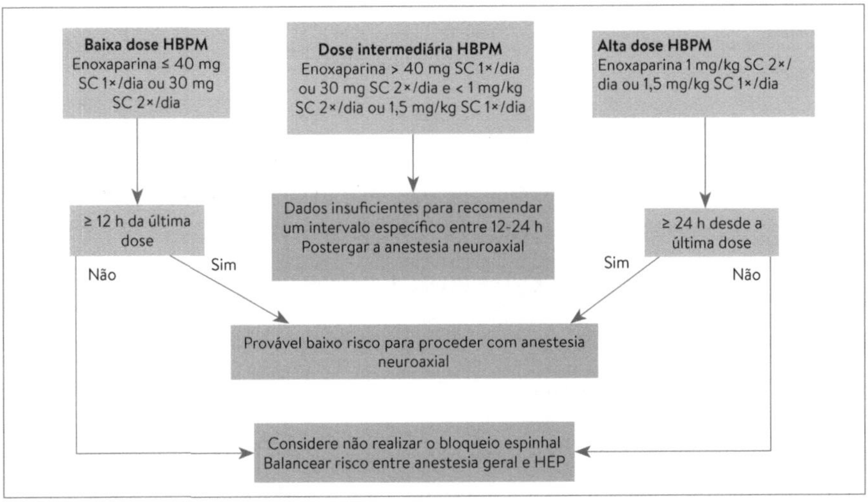

Figura 2 Auxílio à decisão para procedimentos neuroaxiais de urgência ou emergência na paciente obstétrica recebendo heparina de baixo peso molecular (HBPM). Considerar função renal normal, peso corporal > 40 kg e sem outras contraindicações à anestesia neuroaxial.
Abreviações: HEP: hematoma espinhal/peridural; SC: subcutâneo.
Fonte: adaptada de Leffert L et al., 2018.

Para a tromboprofilaxia de baixa dose de HBPM (enoxaparina ≤ 40 mg SC 1×/dia ou 30 mg SC 2×/dia), deve-se aguardar ≥ 12 h após o procedimento neuroaxial e ≥ 4 h após a remoção do cateter peridural antes de iniciar ou reiniciar a tromboprofilaxia. Também é possível a manutenção do cateter peridural para analgesia pós-operatória em uso de baixas doses de HBPM, com a mesma orientação de evitar administração de AINEs por aumentar o risco de complicações hemorrágicas. A remoção do cateter pode ocorrer ≥ 12 h após uma dose de HBPM, e a dose subsequente pode ser administrada ≥ 4 h após sua remoção. No caso de doses mais altas de HBPM (enoxaparina 1 mg/kg SC 2×/dia ou 1,5 mg/kg SC 1×/dia), deve-se esperar ≥ 24 h após o procedimento neuroaxial e ≥ 4 h após a remoção do cateter peridural antes de iniciar ou reiniciar a terapia com HBPM[7,13] (Tabela 4).

Em situações especiais, como pacientes com alto risco para TEV ou TEP, pode haver benefício em fazer uma ponte com HNF 5.000 U SC (2×/dia ou 3×/dia), em vez da HBPM, por causa de sua duração mais curta de ação e porque pode haver reiniciação mais cedo do que no caso de HBPM (1 *versus* 4 h)[7].

Tabela 4 Manejo de anticoagulantes no pós-parto[13].

Medicamento	Dosagem	Intervalo entre a última dose de retirada de cateter	Intervalo entre punção e próxima dose	Intervalo entre retirada do cateter e próxima dose
Heparina	NHF EV	4-6 h (verificar se coagulação está normal)	1 h	1 h
	HNF 15.000 U dia (profilática – baixa dose)	SC 4-6 h	1 h	1 h
	HNF 7.500-10.000 U 2×/dia ou dose diária < 20.000 U (profilática – alta dose)	SC 12 h	1 h	1 h
	HNF > 10.000 U por dose ou dose diária > 20.000 U (terapêutica)	SC 24 h	1 h	1 h
Enoxaparina	Profilática	> 12 h	> 12 h	> 4 h
	Terapêutica	> 24 h	> 24 h se baixo risco de sangramento pós-operatório e > 48 h se alto risco	> 4 h

CONSIDERACÕES FINAIS

O uso de anticoagulantes para tromboprofilaxia na gestação vem aumentando nos últimos anos por recomendações recentes, trazendo um grande desafio ao anestesiologista na tomada de decisões no momento da anestesia neuroaxial, a fim de conduzir esse processo de maneira segura.

A literatura ainda apresenta evidências limitadas em algumas situações, por isso a recomendação é que a conduta seja mais conservadora nesse momento. As equipes devem discutir os riscos *versus* benefícios em cada caso, e a paciente e seus acompanhantes devem ser informados sobre as decisões.

REFERÊNCIAS

1. DeLoughery E, Bannow BS. Anticoagulant therapy for women: Implications for menstruation, pregnancy, and lactation. Hematology Am Soc Hematol Educ Program. 2022 Dec 9;2022(1):467-73.
2. Szecsi, PB, Jorgensen M, Klajnbard A, Andersen MR, Colov NP, Stender, S. Haemostatic reference intervals in pregnancy. Thromb. Haemost. 2010, 103, 718-27.
3. Simcox LE, Ormesher L, Tower C, Greer IA. Thrombophilia and pregnancy complications. Int J Mol Sci. 2015 Nov 30;16(12):28.418-28.
4. Bates SM, Rajasekhar A, Middeldorp S, et al. American Society of Hematology 2018 guidelines for management of venous thromboembolism: Venous thromboembolism in the context of pregnancy. Blood Adv. 2018;2(22):3.317-59.
5. Hart C, Bauersachs R, Scholz U, et al. Prevention of venous thromboembolism during pregnancy and the puerperium with a special focus on women with hereditary thrombophilia or prior VTE – Position paper of the Working Group in Women's Health of the Society of Thrombosis and Haemostasis (GTH). Hamostaseologie 2020;40(05):572-90.
6. Ansari J, Carvalho B, Shafer SL, Flood P. Pharmacokinetics and pharmacodynamics of drugs commonly used in pregnancy and parturition. Anesth Analg. 2016;122:786-804.
7. Leffert L, Butwick A, Carvalho B, Arendt K, Bates SM, Friedman A, et al.; members of the SOAP VTE Taskforce. The Society for Obstetric Anesthesia and Perinatology consensus statement on the anesthetic management of pregnant and postpartum women receiving thromboprophylaxis or higher dose anticoagulants. Anesth Analg. 2018 Mar;126(3):928-44.
8. D'Angelo R, Smiley RM, Riley ET, Segal S. Serious complications related to obstetric anesthesia: The serious complication repository project of the Society for Obstetric Anesthesia and Perinatology. Anesthesiology. 2014 Jun;120(6):1.505-12.
9. Bateman BT, Mhyre JM, Ehrenfeld J, et al. The risk and outcomes of epidural hematomas after perioperative and obstetric epidural catheterization: A report from the Multicenter Perioperative Outcomes Group Research Consortium. Anesth Analg. 2013;116:1.380-5.
10. Bell SF, Roberts TCD, Freyer Martins Pereira J, De Lloyd L, Amir Z, James D, et al. The sensitivity and specificity of rotational thromboelastometry (ROTEM) to detect coagulopathy during moderate and severe postpartum haemorrhage: A prospective observational study. Int J Obstet Anesth. 2022 Feb;49:103238.

11. Jacobson B, Rambiritch V, Paek D, Sayre T, Naidoo P, Shan J, et al. Safety and efficacy of enoxaparin in pregnancy: A systematic review and meta-analysis. Adv Ther. 2020 Jan;37(1):27-40.
12. Horlocker TT, Vandermeulen E, Kopp SL, Gogarten W, Leffert LR, Benzon HT. Regional anesthesia in the patient receiving antithrombotic or thrombolytic therapy: American Society of Regional Anesthesia and Pain Medicine evidence-based guidelines, 4th ed. Reg Anesth Pain Med. 2018 Apr;43(3):263-309.
13. Fonseca NM, Pontes JPJ, Perez, MV, Alves RR, Fonseca, GG. SBA 2020: Regional anesthesia guideline for using anticoagulants update. Revista Brasileira de Anestesiologia, 70. Rev Bras Anestesiol., 2020;70(4).

Índice remissivo

D

E

F

G

H

I

J

M

N

O